OLAF PHILIP BECK
Abgestürzt

OLAF PHILIP BECK

ABGESTÜRZT

Egal, wie tief du fällst, du kannst immer aufstehen

Aufgeschrieben von Kai Psotta

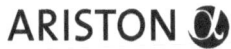

Bibliografische Information der Deutschen Bibliothek

Die Deutsche Bibliothek verzeichnet diese Publikation in der
Deutschen Nationalbibliografie; detaillierte bibliografische Daten sind
im Internet unter www.dnb.de abrufbar.

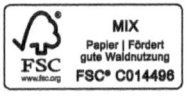

Penguin Random House Verlagsgruppe FSC® N001967

2. Auflage
© 2023 Ariston Verlag in der
Penguin Random House Verlagsgruppe GmbH,
Neumarkter Straße 28, 81673 München
Alle Rechte vorbehalten
Redaktion: Evelyn Boos-Körner
Umschlaggestaltung: wilhelm typografisch
unter Verwendung eines Fotos von © Christina Körte
Satz: Satzwerk Huber, Germering
Druck und Bindung: GGP Media GmbH, Pößneck
Printed in Germany

ISBN: 978-3-424-20287-8

»*Ich entwickelte den Hang, zu viel zu sein. Ich entwickelte mich zu einer Flamme, die sich nicht regulieren ließ. Wenn man mir einen Ball gibt, will ich Fußball spielen wie Lionel Messi. Wenn man mich vor eine Staffelei setzt, will ich malen wie Pablo Picasso. Wenn ich katholische Theologie studieren müsste, würde ich Papst werden wollen.*«

Inhalt

Vorwort
Das schwarze Schaf............................ 8

Prolog
Im Tunnel 10

Kapitel 1
Gossen-Prediger............................... 15

Kapitel 2
Kälte im Kopf 29

Kapitel 3
Herzens-Quatscher 36

Kapitel 4
Im Visier des Scharfschützen.................... 49

Kapitel 5
Rocker-Wucher................................. 57

Kapitel 6
Immer mehr Lügen............................. 68

Kapitel 7
Vollgekotztes Frottee.......................... 75

Kapitel 8
Scheißtage.................................... 81

Kapitel 9
Elf Millionen 108

Kapitel 10
Blut und Erbrochenes.   121

Kapitel 11
Kohlsuppe und neue Chancen   137

Kapitel 12
Mutation zum Fünf-Sterne-Arschloch   151

Kapitel 13
Bruder-Booster aus der Eso-Hölle.   168

Kapitel 14
Schrödimann   183

Kapitel 15
Im Keller meiner Schwester   194

Kapitel 16
Keine Sorgen mehr um Jüngelchen.   211

Kapitel 17
Mutmacher.   223

Kapitel 18
In der Fußball-Hölle   229

Epilog.   234

Vorwort
Das schwarze Schaf

Papa weinte eigentlich nie, also fast nie. Wenn er aber weinte, ging es meistens um meinen großen Bruder Olaf. Ich wusste, dass er krank war und seine Alkoholsucht verbarg. Ich war noch sehr jung und verstand nichts von Süchten, aber ich beobachtete seinen körperlichen und seelischen Verfall im Zeitraffer. Er kam nicht mehr oft zu uns nach Hause, schämte sich wegen seiner Fettleibigkeit und versuchte dann so zu tun, als wäre alles in Ordnung. Aber das war es nicht, und Papa weinte häufiger bis zu dem Zeitpunkt, an dem er eines Abends schrie: »Er ist abgestürzt, er ist in der Entzugsklinik, ich kann ihm nicht mehr helfen. Diese Klinik ist die letzte Hoffnung für meinen Sohn.«

Was das bedeutete, konnte ich damals nicht begreifen, wusste aber, jetzt geht es um Leben und Tod. Mein Bruder entschied sich für das Leben und entwickelte sich vom schwarzen Schaf der Familie zu meinem persönlichen Vorbild. Er wendete sein Leben um hundertachtzig Grad und arbeitete mit eiserner Disziplin an einer neuen Version seiner selbst. Ich wusste damals nicht, dass Süchte so viele Menschen betreffen und oft ein unvorstellbar hartes Leben zur Folge haben. So was passiert doch immer nur im Fernsehen und in anderen Familien. Nein, es geschah direkt vor meinen Augen, und ja, eine Sucht kann eine Familie in den Abgrund ziehen. Uns hat es zusammengeschweißt! Olaf ist gelebte und personifizierte Persönlichkeitsentwicklung und ein Paradebeispiel dafür, dass es möglich ist, die eigenen Flügel auszubreiten, wenn man am Abgrund des eigenen Lebens steht. Ich bin dankbar, dein kleiner Bruder zu sein. Eines Tages stellen wir uns gemeinsam deiner letzten verbliebenen Angst und fliegen zusammen in einem Flugzeug.

Ich liebe dich von ganzem Herzen.

Tobias Beck
Spiegel-Bestseller-Autor & Redner

Prolog
Im Tunnel

Eigentlich sollte ich dringend meinen Wagen in die nächste Nothaltebucht lenken und den Zündschlüssel umdrehen, sodass der Motor ausgeht. Es wäre das einzig Richtige, so schnell wie möglich meine Fahrt zu stoppen. Möglichkeiten dazu gäbe es, obwohl ich mich in einer siebzehn Kilometer langen Röhre durch ein gewaltiges Bergmassiv aus der Schweiz nach Italien zwänge.

Doch ich nehme die Nothaltebuchten trotz ihrer farblichen Kennzeichnung gar nicht wahr. Es ist mir unmöglich, klare Gedanken zu fassen und wohlüberlegte Entscheidungen zu treffen. Dieser simple Ausweg, einfach den Warnblinker zu setzen, den Fuß vom Gas zu nehmen, mit dem Bremsen zu beginnen und das Lenkrad nach rechts einzuschlagen – einen Prozess, den ein Fahrschüler bereits nach nur einer Fahrstunde umsetzen könnte –, wird mir von meinem Kopf nicht aufgezeigt.

Also fahre ich weiter durch den Tunnel, über dem sich mehrere Hundert Meter hohe Felsen auftürmen. Ich versuche, mich im Auto kleiner zu machen und den Kopf einzuziehen, weil ich das Gefühl habe, von der Masse der Berge, die auf der Tunnelröhre lasten, erdrückt zu werden. Nicht nur angesichts meiner Körpergröße von fast zwei Metern ergibt dieser Versuch wenig Sinn – mal ganz davon abgesehen, dass meine Verrenkungen garantiert nicht zur Verkehrssicherheit beitragen.

Bei jedem entgegenkommenden Auto zucke ich zusammen, sobald es sich auf gleicher Höhe befindet, weil ich fürchte, dass wir in dieser Enge kollidieren, die zwei Fahrspuren reichen für uns beide einfach nicht aus. Was natürlich, aber das wäre mir nur bei klarem Kopf möglich zu erfassen, totaler Blödsinn ist.

Ich will doch nur nach Italien gelangen. Und wie eines von durchschnittlich 16.000 anderen Fahrzeugen am Tag in einer Viertelstunde von Göschenen bis ins Tessiner Örtchen Airolo durch den Gotthard-Straßentunnel fahren. Für die meisten Verkehrsteilnehmer ist es eine Fahrt durch einen der beeindruckendsten Straßentunnel der Welt, dem wichtigsten Bindeglied zwischen Nordwesteuropa und Italien. Für mich ist es die Hölle. Die Hölle, die sich plötzlich vor mir auftut und mich versucht zu verschlingen oder zu zerquetschen, auf jeden Fall irgendetwas ganz Fieses mit mir anstellen will.

Mein Herz schlägt schneller. Und vor allem lauter – zumindest in meiner Wahrnehmung. Aus dem rhythmischen Pochen, das man normalerweise im Alltag gar nicht registriert, ist ein hämmerndes Dröhnen geworden, das, so bilde ich es mir ein, im ganzen Auto zu hören ist. Meine Halsschlagader ist dick angeschwollen, so fühlt es sich jedenfalls an, so stark wird mein Blut durch mein Inneres gepresst.

Mein gesamter Körper befindet sich in einem Ausnahmezustand. Es gelingt mir nicht, die Kontrolle über meine viel zu schnelle Atmung wiederzuerlangen. Ich hechle und habe gleichzeitig das Gefühl, kaum Luft zu bekommen.

Panisch suche ich mit meinen Augen nach einem Punkt, den ich fixieren kann, um zumindest für einen kurzen Moment visuell zur Ruhe zu kommen. Doch auch das gelingt nicht.

Sobald ich in die weißen Lichter der entgegenkommenden Autos blicke, die wie Suchscheinwerfer auf mich gerichtet scheinen, wird meine Panik noch größer, sodass meine Augen wild durch die Gegend springen.

Ich bekomme Druck auf den Ohren. So wie man es als Kind aus dem Schwimmbad kennt, wenn man Gummiringe aus ein paar Metern Tiefe hochtaucht. Auf die Idee, in die zugehaltene Nase zu pusten, um einen Druckausgleich zu machen, komme ich nicht. Das Rauschen in meinem Kopf wird immer schlimmer.

Ich rase durch den Tunnel, viel zu nah an der mittleren Fahrbahnbegrenzungslinie. Im Rückspiegel sehe ich, wie mein Hintermann fast auf meiner Stoßstange hängt, als wolle er mich gleich von der Straße drängen. Vielleicht bilde ich mir mein enormes Tempo auch nur ein und schleiche eher. Was auf meinem Tacho steht, kann ich nicht lesen. Warum ist es eigentlich erlaubt, einen Tunnel so eng zu bauen?, denke ich. Oder vermute zumindest, es zu denken.

Mit letzter Entschlossenheit kralle ich meine linke Hand so fest ums Lenkrad, dass es wehtut. Die Straße, glaube ich zumindest, verläuft momentan ziemlich geradeaus, sodass ich es wage, kurz den Blick von der Fahrbahn abzuwenden und auf der Rückbank nach einer weißen Plastiktüte zu suchen. Natürlich, wie könnte es anders sein, ist sie in die hinterste Ecke gerutscht. Ich beuge mich zurück, strecke meinen rechten Arm und fingere nach den Henkeln, während ich einen kurzzeitigen Blindflug durch den Gotthard-Tunnel absolviere. In welche Gefahr ich mich und andere Menschen bringe, nehme ich, wie so vieles, nicht wahr.

Ich hatte mir erst kurz zuvor bei einer Pipi-Pause an der Raststätte eine Dose Cola, ein paar Schokolinsen und zwei oder drei Bier gekauft, die ich mir abends gönnen wollte. Zucker und etwas zu trinken werden mir vielleicht guttun, denke ich, während ich weiter auf der Rücksitzbank danach taste.

Zu dem Zeitpunkt war ich bereits seit sechs Stunden mit dem Auto unterwegs. Mit einem blauen Audi A80, meinem ersten eigenen Dienstwagen.

Alles verlief reibungslos. Ein paar kleine Staus. Einmal musste ich auf die Landstraße ausweichen, um eine Vollsperrung zu umfahren. Damals musste man dazu noch in Straßenkarten schauen. Aber im Großen und Ganzen liege ich absolut im Zeitplan.

Meine Laune ist bis gerade eben bestens gewesen. Die Sonne strahlt vom tiefblauen Himmel. Kurz vor Bregenz hatte ich noch Dr. Albans Chart-Stürmer »It's My Life« aus voller Kehle gegrölt, während sich der Bodensee malerisch unterhalb der Autobahn erstreckte.

Meine Hemden liegen akkurat im Koffer gefaltet. Als ich in Frankfurt losgefahren bin, war ich der felsenfesten Überzeugung, mal wieder einen dicken Deal an Land zu ziehen. So wie es mir zuletzt häufiger gelungen war, seit meinem Antritt als Director of Sales im Ramada Hotel Frankfurt Airport. Eigentlich bin ich ein Macher, voller Tatendrang und Energie, kreativ und mutig. Menschen aus meinem Umfeld hatten mich als Überflieger bezeichnet, was ich nie über mich selbst sagen würde, weil es anmaßend wäre.

Eigentlich bin ich groß, stark und sportlich. Eigentlich komme ich mit ganz wenig Schlaf klar und liebe es, Kacheln zu zählen, also Bahn um Bahn im Schwimmbad zu ziehen, nur auf mich konzentriert, und die Kacheln am Boden des Beckens, über die ich ausdauernd hinwegschwebe.

Doch wie ich eigentlich bin, bringt mir in diesem verdammten Gotthard-Straßentunnel rein gar nichts. Mein Körper hört nicht auf meinen Kopf. Er macht, was er will. Bei einem Computer würde man von einem Systemabsturz sprechen, der sich manchmal mit einem Neustart noch retten ließe. An mir gibt es aber leider keinen Knopf, um mich auf Normalbetrieb zurückzusetzen. Ich bin nicht ich selbst.

Plötzlich halte ich eine Dose Bier in meiner Hand. Nach der hatte ich ursprünglich nicht gesucht. Ich wollte die Cola erwischen. Aber das ist mir jetzt auch egal. Mir ist heiß. Als würde mein System überhitzen. Von meiner Stirn tropfen Schweißperlen auf meine Oberschenkel. Meine Kehle ist vollkommen trocken, so sehr, dass es beim Schlucken wehtut. Als ich das erste Mal an der Aufreißlasche fingere, bricht ein Nagel ab. Erst nach zwei weiteren Anläufen gelingt es mir, die Dose, die sogar noch leicht kühl ist, zu öffnen. Ohne sie abzusetzen, kippe ich das Bier in mich hinein.

Wenig später komme ich langsam zur Ruhe. Das bedrohliche Rauschen verschwindet aus meinem Kopf. Es wird leiser. Und es macht mir nichts mehr aus, in die flackernden Scheinwerfer des Gegenverkehrs zu blicken.

Es scheint, als würde der Tunnel breiter und die Last der Felsen, die sich über der Röhre auftürmen, sich in Luft auflösen.

Ich sehe wieder Straßenschilder. Und Nothaltebuchten. Auch das Pochen meines Herzens hat sich wieder normalisiert.

Alles ist wieder gut. Das Bier hat geholfen, meiner Panikattacke zu entkommen. So speichert es mein Gehirn jedenfalls fatalerweise ab.

Kapitel 1
Gossen-Prediger

Bereits einmal hatte mein Körper einen solchen Komplett-Absturz erlebt. Ein paar Monate zuvor war es einfach passiert. Ohne Vorankündigung. Ohne jegliche körperliche Anstrengung begann mein Herz plötzlich so zu pochen, wie wenn jemand mit einer Faust aufgebracht gegen eine Tür hämmert.

Ich hatte in meinem Büro gesessen und mit meiner Assistentin die Termine der Woche besprochen. Es stand, wie so oft zu jener Zeit, eine Reise in die USA an. Ich liebe es, unterwegs zu sein. Ich fühle mich lebendig, wenn ich spüre, wie sich ein Flugzeug, in dem ich sitze, in die Luft erhebt. Je mehr ich in Bewegung bin, desto besser. Wenn ich unterwegs bin, irgendwo in Hotels einchecke, bekomme ich ein wohliges Gefühl von Heimat, egal wie weit weg ich auch war.

Mein Leben hatte sich großartig entwickelt. Ich hatte das Gefühl, gebraucht zu werden. Die Unternehmensleitung vertraute mir und übertrug mir immer mehr Verantwortung.

Ich hatte mich, in Rekordzeit, vom faulen Schüler zum Hochleistungsmitarbeiter in der Hotellerie verwandelt. Ich war vom unsportlichen Lauch, an dem die Mitschülerinnen sich eher mäßig interessiert zeigten, zu einem Mann mit zahlreichen Abenteuern geworden. Ich hatte eine Metamorphose erlebt, auch wenn ich mich weder als Raupe noch als Schmetterling gesehen habe.

Doch plötzlich hockte ich auf dem Fußboden meines Büros und spürte meine Haut nicht mehr. Dafür das Herz umso stärker. Dann verkrampften sich meine Hände in die Pföt-chen-Stellung.

Beim Versuch aufzustehen sackten meine Beine gleich wieder weg. Ich hatte nicht einmal genügend Kraft, ange-lehnt an der Bürowand sitzen zu bleiben. Meine Assisten-tin, mit der ich mir ein Büro teilte, rannte panisch um den Schreibtisch herum zu mir. Sie schrie. Ich auch. Meine letz-ten Atemzüge, da war ich mir sicher. Ich würde sterben, mit nur sechsundzwanzig Jahren. Noch ein paar Schläge, dann würde mein Herz stehen bleiben. Diese Frequenz konnte kein Herz der Welt länger aushalten. Drohender Komplett-Ausfall wegen Überlastung. Ich wartete nur darauf, dass es schwarz vor meinen Augen werden würde.

Doch stattdessen sah ich immer mehr Beine. Irgendwelche Menschen kamen vom Flur in unser Büro gerannt. So wie ich auf dem Boden kauerte, konnte ich weder ihre Gesichter noch Oberkörper erkennen. Ich sah nur Schuhe und bis maximal zum Knie. Irgendwer sagte mir irgendwas. Plötzlich wurde ich rausgetragen und in einen Krankenwagen verfrachtet.

Man brachte mich ins Klinikum Frankfurt Höchst. Mein Herz schlug, zu meiner Überraschung, während der gesam-ten Fahrt weiter. Sogar wieder etwas ruhiger als zuvor. Das anschließende EKG war unauffällig. Einen Herzinfarkt hätte ich mit Sicherheit nicht gehabt, teilte mir die Ärztin mit. Auch alle anderen Untersuchungen, die an mir durchgeführt wurden, blieben ergebnislos. »Organisch ist mit Ihnen alles in bester Ordnung«, hieß es.

Vielleicht sei ich etwas überarbeitet, meinte die Ärztin. Von einer möglichen Erschöpfungs-Depression oder einem Burn-out war keine Rede. Das war damals weder in aller Munde noch in den Medien, dementsprechend auch noch Lichtjahre davon entfernt, gesellschaftsfähig zu werden.

Ich solle, so riet mir die Ärztin, ein paar Johanniskraut-Dragees nehmen, zur Beruhigung. Dann wäre alles wieder gut. Und das tat ich auch. In viel zu hoher Dosis. Aber weil es pflanzlich war, dachte ich mir nichts dabei. Was sollte schon passieren? Ich stopfte das Zeug wie Bonbons in mich rein. Statt dreimal zwei Stück, schluckte ich dreißig Stück am Tag. Dass auch pflanzliche Medikamente Nebenwirkungen haben können, lernte ich schmerzhaft in den darauffolgenden Tagen. Die Überdosis Johanniskraut erhöhte die Lichtempfindlichkeit meiner Haut, sodass ich beim ersten Sonnenstrahl krebsrot wurde und einen heftigen Sonnenbrand bekam. Aber immerhin konnte ich wieder arbeiten.

Ich schenkte dieser ersten Attacke damals keine große Aufmerksamkeit und nahm sie nicht allzu ernst. Ich war schließlich ein erfolgreicher Mann. Wo ich war, war die Sonne – wenn ich nicht gerade unter den Folgen einer Überdosis Johanniskraut litt.

Nach der Büroattacke in Frankfurt war es mir noch gelungen, den – mir überaus peinlichen – Vorfall zu verdrängen. Ich verbuchte es unter der Kategorie »einmaliger Systemausfall«. So etwas werde mir nie wieder passieren, schwor ich mir. Warum auch? Ich war groß und stark. Die Welt lag mir zu Füßen, zumindest ein Teilbereich der gehobenen Hotellerie.

Aber nun, nachdem mich mein Körper zum zweiten Mal so im Stich gelassen hatte, veränderte sich alles. Nach der erneuten Panikattacke im Gotthard-Tunnel konnte ich diesen Blackout nicht einfach weiter verdrängen.

Bisher war ich ein Sieger, ein Problembezwinger, ein Ideengeber. Ich schaute morgens gerne in den Spiegel, weil mir der Kerl, den ich da sah, gefiel. Es war, seit meinem Ausbildungsbeginn, vieles in die richtige Richtung gelaufen. Ich hatte etwas für mich entdeckt, das mir richtig viel Spaß bereitete.

Eine Prognose meines früheren Mathelehrers hatte sich zum Glück nicht mal ansatzweise bewahrheitet. Er hatte mir, als wir bei der Berufsberatung waren, völlig abwertend prophezeit: »Mach so weiter, dann landest du in der Gosse.«

Die Art und Weise, wie er das Wort Gosse aussprach, wird mir immer in Erinnerung bleiben. Es hatte nichts Motivierendes. Er sprach es nicht so aus, als wolle er mich damit herausfordern, ihm das Gegenteil zu beweisen. Er wollte keinen Deal mit mir abschließen, damit ich meinen Notendurchschnitt erhöhte. Er sagte es mit einer gleichgültigen Verachtung, mit einer großen Portion Schadenfreude, so als wolle er, dass ich tatsächlich in der Gosse ende. Er hatte mich, so schien es mir, bereits aufgegeben, ehe meine Schulzeit vorbei war. Dabei sollen Lehrer doch Vorbilder sein, inspirierende Persönlichkeiten, die Aufbruchstimmung erzeugen können, sodass Jugendliche ihren Weg in einer immer komplizierter werdenden Gesellschaft erkennen.

Es ist unbestritten, dass ich als Schüler ein fauler Sack war. In mir steckte nicht die größte intrinsische Motivation, Wissen über Goethe, Schiller und irgendwelche Sätze des Pythagoras aufzusaugen. Ich war wie Hunderttausende andere Schüler auch einer, der einen kräftigen Arschtritt benötigt hätte. Aber so schlimm war ich definitiv nicht, dass man mich in die Gosse wünschen musste.

Ich hatte an dieser Aussage eine Zeit lang zu knabbern. Die Vorstellung, ein so wertloses Geschöpf zu sein, bei dem es nur zur Gosse reicht, nagte an meinem Selbstvertrauen, das während meiner Jugend ohnehin alles andere als stark ausgeprägt war.

Das änderte sich erst, als ich Wolfgang Hupperts traf, dem meine offensichtliche Faulheit in der Schule, die sich sehr deutlich in meinen Noten widerspiegelte und auch zu einem frühen Abgang führte, völlig egal war. Selbst meine Fünf in Mathe schreckte ihn nicht ab. Er gab mir die Chance, im Düsseldorfer Savoy zu lernen, einem sehr vornehmen Hotel der Stadt. »Das Wichtigste«, so sagte er, sei es, »dass man Menschen gerne mag. Dass du dich gerne um Menschen kümmerst. Dass es dir Freude bereitet, wenn es den Gästen gut geht.«

Das hatte ich. Und das lebte ich gerne und leidenschaftlich. Daran hatte ich tatsächlich Spaß. Es machte mir Freude, der perfekte Gastgeber zu sein. Ich entwickelte einen Ehrgeiz, egal welche Aufgabe ich während der Ausbildung im Hotel erfüllen musste, sie perfekt zu erledigen. Als ich mit dem Room-Service mitging, wollte ich das perfekte Bett beziehen und drapierte mit chirurgischer Präzision die Kissen. Ich fand Gefallen daran, in der Gastronomie einen Tisch so einzudecken, dass er an ein künstlerisches Stillleben erinnert.

In einer der ersten Wochen im Savoy nahm mich der Maître d'hôtel, der Leiter des Restaurants, zur Seite und betraute mich mit einer ganz wichtigen Aufgabe, wie er sagte: »Heute Abend werden wir dreihundert Gäste im Ballsaal haben. Politiker und Wirtschaftsgrößen rund um Jürgen Möllemann. Ich möchte, dass Sie dreihundert Bischofsmützen brechen.«

Möllemann, damals Bundesminister für Bildung, kannte ich. Was ein Bischof war, war mir auch klar. Aber warum ich irgendwelche Mützen zerstören sollte, und was das vor allem mit dem Event zu tun hatte, das verstand ich nicht.

»Man faltet Servietten nicht, man bricht sie«, erklärte mir der Maître d'hôtel kurz und knapp, ehe er mir zweimal demonstrierte, wie man die perfekte Bischofsmütze, eine von zahlreichen Möglichkeiten, Servietten zu »brechen«, macht. »Jetzt bist du dran. Dreihundert Stück. Symmetrisch geformt und alle identisch. Bei der geringsten Abweichung machst du sie neu. Die Gäste erwarten ein stimmiges, perfektes Bild, wenn sie den Raum betreten.«

Ich empfand das nicht als Tortur. Ich war Auszubildender. Und wenn mein Chef dreihundert gebrochene Servietten wollte, dann bekam er dreihundert makellos gebrochene Servietten.

Ich zog mein Sakko aus, krempelte mir die Ärmel hoch und schlüpfte in weiße Stoffhandschuhe, um ja keine Fettfingerabdrücke auf den gestärkten Servietten zu hinterlassen. Dann legte ich los.

Irgendwann, an einem anderen Tag, wurde mir aufgetragen, wegen meiner Größe, in jedem Zimmer die Gardinen, die über den Fenstern hingen, abzunehmen, waschen zu lassen und anschließend leicht feucht, damit sie sich aushängen können, wieder aufzuhängen. Auch keine unbedingt vergnügungssteuerpflichtige Tätigkeit. Aber es war mein Job.

Einmal, ich arbeitete als Nachtportier in einem Partnerhotel vom Savoy, dem Börsenhotel, in dem alle Auszubildenden auch Station machten, bemerkte ich einen Mann, der von der Bar in Richtung Zeitungsauslage schlenderte. Er hatte, das hatte ich beobachtet, ein paar Gläser Johnnie Walker Black Label genossen. Der Gast aus Japan war nicht betrunken, aber offenbar etwas enthemmter. Denn er schob *Bunte, Stern, Spiegel* und sämtliche ausgelegten Tageszeitungen beiseite und griff nach den dezent platzierten Herrenmagazinen, die wir selbstverständlich auch zur Lektüre anboten.

Damals gab es noch keine Sexclips, die man sich mit wenigen Klicks frei im Internet besorgen konnte. Selbst das zahlungspflichtige Erwachsenenprogramm, wie man es später in vielen Hotels diskret buchen konnte, war noch nicht vorhanden. Die Zeiten waren damals noch nicht so sexualisiert oder pornografisiert wie heute. Vulgäre Nacktheit gab es nicht frei zugänglich. Ganz zu schweigen von Werbefilmen für Sexspielzeuge, die heute als Teil des normalen Lebens nachmittags im Fernsehen laufen.

»Die Hefte sind zum Kaufen«, sagte ich freundlich, aber bestimmt zum Gast, nachdem er zunächst den *Playboy* durchgeblättert hatte, auf dem Grace Jones, damals eine der weiblichen Hauptdarstellerinnen in *James Bond 007 – Im Angesicht des Todes* zu sehen war.

Ertappt zuckte er zusammen und ließ das französische Herrenheft *Lui*, dem er sich mittlerweile zugewandt hatte, sinken. »Sie müssen die Hefte bitte bezahlen«, sagte ich noch einmal. »Die sind nicht zum Durchblättern.«

Der Mann, gut gekleidet, zwei Köpfe kleiner als ich, und sehr hager, schaute sich verlegen in der Lobby um, die menschenleer war. Offenbar hatte keines unserer angebotenen Hefte, wir hatten auch noch *Penthouse*, seine Erwartungen erfüllt.

»Haben Sie etwas Realistischeres?«, fragte er mich auf Englisch.

»Realistischer?«, wiederholte ich, ein bisschen irritiert über seine Frage.

»More realistic«, sagte er noch einmal, ehe er sich durchrang, Klartext zu sprechen. »Real porn magazins.«

Ich entschuldigte mich, weil ich ihm seinen Wunsch beim besten Willen nicht erfüllen konnte. Doch gerade als er sich enttäuscht abwenden wollte, um zu gehen, rief ich ihm hinterher. »Kommen Sie morgen Abend wieder zu mir. Dann habe ich etwas für Sie.«

»More realistic«, sagte er – und grinste freudig.

Nach meiner Schicht stieg ich nicht wie sonst in den Regionalzug, um zurück nach Wuppertal zu fahren. Stattdessen drückte ich mich vor einem Sexshop herum, der am Düsseldorfer Hauptbahnhof war und an dem ich jeden Tag auf meinem Weg zur Arbeit vorbeikam.

Ich wollte herausfinden, was für Menschen dort wohl reingingen, was mich dort erwarten würde. Ich wollte vorbereitet sein, wenn ich in diese Welt, hinter den dunklen Vorhängen und mit den Videokabinen für das einsame Vergnügen, für die mit leicht vergilbten Plakaten Werbung im Schaufenster gemacht wurde, eintreten würde. Doch nach wenige Minuten, die allerdings ewig erschienen, brach ich meine Recherchen aus Ungeduld ab und trat ein.

Hinterm Tresen stand ein Mann, behangen mit Goldkettchen und Goldarmbändern, mit einem Schnauzbart im Gesicht, und musterte mich von oben bis unten. Ob er mir helfen könne, fragte er freundlicher, als ich vermutet hätte.

»Ich brauche Pornohefte«, sagte ich mit brüchiger Stimme.

»Was habt ihr denn da?«

Der Mann lächelte mich an – und wahrscheinlich auch ein bisschen aus –, wie ich da, mit meinen zurückgegelten Haaren, stand, im karierten Anzug, mit Hemd und Hosenträgern und einem Aktenkoffer. Er führte mich zu einem Regal, prall bestückt mit den – aus Sicht eines Pornojunkies – feinsten Heftchen.

»Was suchste denn genau?«, wollte er wissen, ehe er mir ungefragt einen Gratiskurs in Sache Pornokategorien, je nachdem ob man auf Brüste oder Hintern steht oder ganz andere Sachen, erteilte.

Ich kaufte fünf Hefte, mit denen ich unterschiedliche Geschmäcker und die gängigsten Vorlieben bedienen konnte. Und weil ich schon mal da war, die Scham des Hereingehens in ein solches Etablissement überwunden hatte und sicher war, meinen neuen Lieblings-Porno-Heftchen-Dealer niemals in der Welt zu treffen, in der ich sonst verkehrte, wagte ich es auch noch, mir ein Filmchen in einer Videokabine anzuschauen.

Später kaufte ich in einem Schreibwarenladen selbstklebende Etiketten, überdeckte mit ihnen den wahren Preis meiner heißen Ware und schrieb einen neuen, vielfach höheren Wert darauf.

Schon in der darauffolgenden Nacht kam wie vereinbart der japanische Gast, um seine Bestellung in Empfang zu nehmen.

»Haben Sie die Pornoheftchen?«, fragte er aufgeregt.

Ich hatte alles vorbereitet. Meinen Aktenkoffer, der eigentlich für meine Berufsschulunterlagen und meine Brotbox gedacht war, hatte ich auf Hochglanz präpariert. Ich hatte ihn extra innen und außen geputzt, die Heftchen nicht bloß reingeworfen, damit sie verräumt waren, sondern akkurat aufgefächert. Es war wie ein Bauchladen für Luxusgüter.

Entsprechend zelebrierte ich auch die Präsentation. Ich drehte den Koffer zum Gast – und ließ die Verschlüsse aufschnappen. Mit großen Augen und geöffnetem Mund blickte der Japaner in die nackte Herrlichkeit. Sofort griff er nach den Heften und wollte sie aus dem Koffer ziehen. Doch ich war schneller und schlug den Deckel zu.

»Nicht so ungeduldig. Erst zahlen, dann anfassen«, sagte ich und sah ihn streng an.

Ich verlangte zwanzig Mark pro Heft. »Special magazine, special price.« Es war ihm gleichgültig, und er kaufte gleich alle Hefte auf.

In der nächsten Nacht kamen weitere Gäste, um bei mir nach besonderen Magazinen zu fragen. Ich sei ihnen empfohlen worden, sagten sie. Sie gehörten zur gleichen Reisegruppe wie mein erster Kunde.

Also ging ich wieder im Sexshop einkaufen, dieses Mal kaufte ich sogar noch mehr Magazine.

Nachdem die Reisegruppe abgereist war, bekam ich eines Morgens mit, wie die Putzfrauen untereinander tuschelten. Sie hätten, erfuhr ich auf Nachfrage, größere Mengen Schmuddelhefte gefunden, sagten sie entrüstet. Sofort erkannte ich meine Ware. Ob ich wohl mal einen Blick reinwerfen dürfte, fragte ich und tat so, als sei mir das Interesse unangenehm. Lachend händigten sie mir die eingesammelten Werke aus und wünschten mir viel Spaß.

Sorgsam wischte ich die Hefte mit einem feuchten Lappen ab. Ich presste sie unter schweren Büchern, sodass sie wieder wie neu aussahen, und verkaufte sie erneut. Einige Exemplare konnte ich bis zu fünf Mal zu Geld machen. Ich machte, aus Sicht eines Lehrlings, ein kleines Vermögen.

Von meinem Verdienst ging ich frühstücken. Im vornehmsten Hotel der Stadt, dem Breidenbacher Hof, damals noch im Privatbesitz der Familie Linsenmeyer. Ich liebte einfach diese Atmosphäre. Es war für mich ein mystischer Ort. Mir gefiel die arrogant anmutende Attitüde der Oberkellner. Wenn sie an den Tisch kamen, das Frühstück servierten, hoben sie nicht einfach nur die Cloche, also die Abdeckhaube auf den Tellern, hoch. Es hatte viel mehr von einer Inszenierung, so wie im Theater, wenn sich der Vorhang öffnet.

Im Breidenbacher Hof konnte man überall fühlen und spüren, was Luxus und perfekter Service ist. Sogar die Butter war stilvoller angerichtet, als ich es jemals zuvor gesehen hatte.

Es dauerte nicht lange, da verliebte ich mich während meiner Arbeit in die verschiedensten Geräusche aus der Hotellerie. Zum Beispiel in das Geräusch von Rollkoffern, wenn sie in der Lobby in Richtung Rezeption gezogen wurden oder von da aus weiter zu den Fahrstühlen. Bei Geschäftsfrauen, auf hochhackigen Schuhen unterwegs, sind die Rollgeräusche viel schwieriger wahrzunehmen, da sie in Konkurrenz zum klangvollen Aufsetzen der Pfennigabsätze stehen. Es ist vom Sound ein Unterschied, ob die Geschäftsleute im Einklang mit ihrem Koffer sind oder ob sie diese eher wie einen Hund hinter sich herziehen, der eigentlich noch damit beschäftigt ist, an einem Baum sein Revier zu markieren.

In einem Hotel gibt es so viele Geräusche. Allein der Schritt, mit dem sich ein Gast nähert, kann schon viel darüber verraten, ob er entspannt oder gestresst ankommt. Man kann es wirklich hören, ob jemand verspätet anreist, sodass er ganz schnell einchecken möchte, um den zeitlichen Verzug nicht noch größer werden zu lassen, oder mit Ruhe und

Geduld zur Lobby schreitet. Beim Gang hört man die Qualität des getragenen Schuhs.

Ein Fahrstuhl spuckt so viele unterschiedliche Geräusche aus. Er klingt anders, wenn er sich in Bewegung setzt, als wenn er abgebremst wird. Die Ankunft wird mit einem Signal angekündigt, der Klang beim Öffnen unterscheidet sich in Nuancen von dem beim Schließen der Türen.

Mir bereitet das Klicken Freude, wenn die vorgehaltene Chipkarte eine Zimmertür aufspringen lässt, weil der Gast mit diesem Sound endgültig bei uns angekommen ist.

Die Vermischung all dieser Geräusche, hier das Blättern in einer Zeitung, da das dezente Klimpern, wenn ein Gast mit einem Löffel in einer guten Porzellantasse rührt, zeigt mir immer, dass das Hotel lebt. Ein gutes Hotel hat für mich immer auch eine wohlklingende Akustik. Ein Hotel darf nie geräuschlos sein, sonst stimmt etwas nicht.

Bei meiner Ausbildung im Savoy Düsseldorf musste ich sehr oft sehr früh die Rezeption besetzen. Arbeitsbeginn war sechs Uhr morgens. Eine Zeit, zu der die meisten noch schliefen, der Tag noch leise war, womöglich ein Grund, dass mir überhaupt der exakte Klang all dieser Gegenstände so genau auffiel.

Ich stellte meinen Wecker auf halb fünf Uhr. Weil meine Großmutter näher am Wuppertaler Bahnhof wohnte, zog ich unter der Woche zu ihr. Sie hatte nicht viel, lebte in einer kleinen, aber gemütlichen Wohnung. Ich schlief bei meiner Oma im Bett. Opa war leider schon verstorben. Jeden Morgen stand Oma wie selbstverständlich mit mir auf. Während ich mich im Bad herrichtete, in Anzug und Hemd schlüpfte, schmierte sie Brote mit einer daumendicken Schicht Butter und schnitt die Stullen in kleine Quadrate. Auf jedes legte sie ein Stückchen Gewürzgurke. Dann tranken wir gemeinsam eine Tasse Kaffee, den sie frisch aufgebrüht hatte, und Oma verabschiedete mich mit einem herzlichen Lächeln.

Besser konnte ein Tag gar nicht starten. Oma hätte nicht mit mir aufstehen müssen. Ich hätte niemals böse sein dürfen, hätte sie zu dieser Uhrzeit keine Lust gehabt, mir Brote zu schmieren. Sie tat es einfach gerne, weil es ihr eine Freude bereitete, sich um mich zu kümmern.

Wir redeten in dieser Herrgottsfrühe auch gar nicht viel miteinander. Wir saßen da, die Kaffeetassen in der Hand, dankbar für die gemeinsame Zeit. Niemand versteckte sich hinter einem Handy, daddelte in irgendwelchen Apps oder durchkämmte Social-Media-Plattformen, weil es das damals einfach noch nicht gab. Wir genügten uns.

Und wenn Oma mich anlächelte, und das tat sie jeden Morgen, bildete ich mir ein, dass sie stolz auf mich war, dass ich eine Ausbildung gefunden hatte, die mir Freude bereitete.

Damals lief im Fernsehen, in diesen großen Kästen, wo man an einem bestimmten Tag zu einer bestimmten Uhrzeit davorsitzen musste, Ewigkeiten vor Streaming, die US-Kultserie *Hotel,* in der James Brolin den Hotelmanager Peter McDermott im Luxushotel St. Gregory spielte. Ich liebte diese Eleganz, dieses Stilvolle und das internationale Flair, das diese Serie versprühte. Ich wollte wie McDermott sein, dieser hoch gewachsene charismatische Mann, der immer alles im Griff hatte.

Und tatsächlich entwickelte sich schnell vieles in diese Richtung. Eines Tages stand eine hinreißende Frau vor mir. Ich durfte sie im Namen unseres Hotels willkommen heißen.

Ich hielt ihre Hand ein wenig länger, als es nötig gewesen wäre. Im Knigge oder sonstigen Benimmratgebern gibt es sehr genaue Anleitungen über den Handschlag, die ich angesichts meines Jobs in der Hotellerie selbstverständlich kenne. Drei bis maximal fünf Sekunden, so heißt es, länger solle dieser Körperkontakt, bei dem es auch auf die richtige Distanz und so vieles mehr ankommt, nicht dauern. Man soll seinem Gegenüber in die Augen schauen, nicht auf die Hand. Der Schwung des Schüttelns kommt aus dem Ellbogen und nicht aus der Schulter. Der Händedruck darf weder zu lasch noch zu fest sein.

Als ich Heiner Geißler, damals CDU-Generalsekretär, die Hand schüttelte, dachte ich, er würde meine zerquetschen. Aber nicht aus irgendeiner schikanösen Machtdemonstration heraus, sondern weil er als leidenschaftlicher Bergsteiger, der regelmäßig an der Klimmzugstange trainierte, einfach sehr viel Kraft hatte.

Mindestens sieben Sekunden hielt ich die Hand dieser wundervollen Frau. Ich hatte mich in den Tiefen ihrer braunen Augen verloren. Ihre Hände waren warm und weich. Ihr Lächeln so herzlich und ansteckend. Aber ich musste sie loslassen, um nicht übergriffig zu wirken.

Sie war dreißig Jahre alt. Ein umjubelter Weltstar. Ich war vier Jahre jünger – noch ziemlich frisch in der Hotellerie und hatte trotzdem das Glück, Whitney Houston offiziell begrüßen zu dürfen.

Wäre doch jetzt nur mein früherer Mathelehrer hier, der Gossen-Prediger, um mich piekfein gekleidet vor dieser Frau stehen zu sehen, die auf so vielerlei Arten Gänsehaut erzeugen konnte. Mit ihrer Stimme ließ sie Zehntausende Menschen gleichzeitig vor Ehrfurcht erstarren, wenn sie ins Mikrofon hauchte. Sie konnte singen wie kaum ein anderer Mensch auf diesem Planeten.

Und mein Arbeitgeber erlaubte mir, sie stellvertretend für unser Haus zu begrüßen. Mal war es Whitney Houston, dann Heiner Geißler, ein anderes Mal Hans-Dietrich Genscher, der ewige Außenminister, natürlich in seinem gelben Pullunder. Als Page durfte ich Sophia Loren, der international verehrten Filmdiva, ihr Gepäck aufs Zimmer bringen. Sie reiste mit riesigen Koffern, truhenartig und ohne Rollen, die verdammt schwer waren.

Ich mochte sie alle. Aber ich mochte auch die anderen Gäste, die in den Häusern, in denen ich arbeitete, eincheckten. Ich liebte die Arbeit im Hotel und blühte dabei total auf. Mir war es egal, zu welcher Tages- und Nachtzeit man mir Schichten zuteilte, oder später, in welcher Stadt ich arbeitete. Die Hotellerie saugte mich mit ihrer ganzen Faszination mit Haut und Haar, damals hatte ich noch welches, ein.

Schon damals passierte etwas mit mir. Ich entwickelte – aber ganz unterbewusst, unbemerkt und ungeplant – etwas, was bis heute in mir steckt. Ich entwickelte den Hang, zu viel zu sein. Ich entwickelte mich zu einer Flamme, die sich nicht regulieren ließ. Wenn sie entzündet war, dann brannte sie lichterloh, ich brannte lichterloh.

Hätte man mir einen Ball gegeben, hätte ich lernen wollen, so Fußball zu spielen wie Lionel Messi. Hätte man mich vor eine Staffelei gesetzt, hätte ich malen wollen wie Pablo Picasso. Hätte man mir gesagt, ich solle katholische Theologie studieren, hätte ich Papst werden wollen. Gut war mir nie gut genug. Ich war immer drüber, ohne dass ich es selbst bemerkte.

Kapitel 2
Kälte im Kopf

So war es auch, als ich meinen Musterungsbescheid für die Bundeswehr bekam. Zu der Zeit lief gerade ein Film in den Kinos, der mich in seinen Bann gezogen hatte. Es war der Durchbruch des damals dreiundzwanzigjährigen Tom Cruise, der den jungen Kampfpiloten Maverick in *Top Gun* spielte. Diese heroischen Bilder gefielen mir. Dazu mit »Highway to the Danger Zone« ein ikonischer Soundtrack.

Tom Cruise war so lässig, so cool, gleichzeitig stilvoll und elegant, selbst wenn er gegnerische Flugzeuge vom Himmel schoss. Er konnte nicht nur fliegen, sondern auch Motorrad fahren, gab beim Singen und Volleyballspielen eine überzeugende Figur ab. Als er die Flugschule betrat, sagte einer der Ausbilder zu ihm und seinen Kollegen: »Sie sind die Elite, die Besten der Besten. Wir machen Sie noch besser.«

Ich hatte neben Peter McDermott, dem Manager aus der Serie *Hotel,* in Maverick ein weiteres Role Model für mich gefunden.

Entsprechend reichte es mir nicht, bei der Bundeswehr irgendein Grundwehrdienstleistender zu sein. Ich wollte mir keine Krankschreibungen erschummeln, so wie es so manche Kameraden versuchten. Einige gurgelten mit einer selbst angerührten Mischung aus Wasser, Pfeffer und Chili, glaube ich, und behaupteten dann, eine Rachenentzündung zu haben. Ab und zu funktionierte diese Masche sogar. Ich habe die Bundeswehr auch zu keiner Sekunde als Sozialexperiment oder Ähnliches gesehen, bei dem gesellschaftlich vollständig unterschiedliche Realitäten aufeinandertrafen. Ich habe mich nie allein gefühlt unter all den jungen Männern. Ich hatte vom ersten Tag an richtig Lust auf Drill und martialische Sprüche.

Ich rasierte mich so glatt wie eine Billardkugel. Als wir das Zerlegen und Zusammensetzen des G3, über Jahrzehnte das Standardgewehr der Bundeswehr, übten, um ein Verständnis für die Waffe, für die Bauteile und die Mechanik zu bekommen, wollte ich unbedingt der Schnellste sein. Ich baute es wieder und wieder auseinander und zusammen. Mit offenen, später dann mit verbundenen Augen. War jemand schneller als ich, zerlegte ich es im Kampf mit der Stoppuhr erneut so oft, bis niemand mehr mit mir mithalten konnte.

Irgendwann beschloss ich, mich als Kampfschwimmer zu bewerben. Ich wollte zur absoluten Elite der Truppe gehören.

Die Ausbildung, so hatte es angeblich mal irgendein General behauptet, sei die härteste, die es in einem demokratischen Land überhaupt geben würde. Es sei die Hölle auf Erden. Mit jeder Runde des Ausbildungsverfahrens reduziert sich die Zahl der Anwärter.

Weil unser Hauptbootsmann, also derjenige, der unser Chef während der Grundausbildung war, selbst Kampfschwimmer war und ich mich sehr gut mit ihm verstand, verriet er mir, was man alles können müsse, um überhaupt Chancen zu haben, die Ausbildung absolvieren zu dürfen. Und dann trainierte ich heimlich. Mal abends, mal am Wochenende, wenn die meisten die Kaserne verließen, um nach Hause zu fahren. Mal allein, manchmal aber auch im Beisein von anderen, ganz selten, wenn es heikel wurde, auch im Beisein unseres Hauptbootsmanns.

Fünftausend Meter in weniger als zweiundzwanzig Minuten zu laufen, stellte kein Problem für mich dar. Die Eintausend-Meter-Distanz im Schwimmen war in unter dreiundzwanzig Minuten zu absolvieren. Da dies ohne Zusatzgewichte und Ausrüstung war, schaffte ich es ebenfalls.

Eine viel größere Herausforderung war es, mich in Uniform und mit Bleigürtel unter Wasser absinken zu lassen. Man müsse, so hatte mir der Kampfschwimmer verraten, fünfundzwanzig Meter am Boden in bis zu sechs Metern Tiefe gehen – logischerweise, ohne Luft holen zu können.

Als mein Vater ein paar Jahre zuvor meinte, dass ich Antisportler ein paar Trainerstunden im Tennis nehmen solle, gab ich mangels Talents sehr früh auf. Ich hatte keinen Bock, so lange auf Bälle, egal ob ein Trainer sie mir zuspielte oder sie aus einer monströsen Ballmaschine auf mich zugeschleudert wurden, einzudreschen, bis meine Streuung geringer wurde. Ich hasste es, wenn mir jemand erzählte, dass »Übung den Meister« mache. Ich hatte keinen Ehrgeiz, mich zu quälen, und ließ sogar bereits bezahlte Trainerstunden verfallen.

Doch unter Wasser konnte ich kämpfen. Es machte mir sogar Spaß, meinen Atemreflex zu ignorieren und ruhig Schritt für Schritt zu machen, bis ich schließlich die Leiter erreichte und sie in Richtung Wasseroberfläche hochkletterte.

Ich brachte mir bei der Bundeswehr irgendwie selbst bei, die Signale meines Körpers, der häufiger deutlich Stopp rief, zu ignorieren. Meine Leidensfähigkeit wuchs, genauso wie meine persönliche Härte. Ich machte in triefnasser Uniform Liegestütze am Beckenrand, schwamm eine Bahn, kletterte raus, um Sit-ups zu machen, ehe ich wieder schwamm. Ich robbte im Sand und schleppte einen befreundeten Kameraden huckepack.

Doch irgendwann erfuhr ich, dass man sich als Grundwehrdienstleistender gar nicht auf die Ausbildung zum Kampfschwimmer bewerben konnte. Außerdem kam ich beim Streckentauchen nicht auf die erforderliche Distanz, egal wie sehr ich gegen meinen Atemreflex ankämpfte. Ich schaffte es einfach nicht, auch nach dem Hundertsten Versuch nicht.

Ich war doch nicht hart genug, für die Besten der Besten. Der Stoppschrei in meinem Kopf war lauter und klarer, als ich es mir zunächst eingeredet hatte, und siegte über meinen Verstand.

Dieses Scheitern, auch wenn ich durch gar keine richtige Aufnahmeprüfung gefallen war, tat weh. Richtig weh sogar. Ich hatte es mir zum Ziel gesteckt, Kampfschwimmer zu werden. Zumindest in der Theorie wollte ich es schaffen, weil ich mich letztlich wohl nie langjährig bei der Bundeswehr verpflichtet hätte. Aber wer nur Kurzstrecken tauchen kann, ist raus. Wie heißt es so schön im Kinderlied: »Köpfchen in das Wasser, Schwänzchen in die Höh.«

Es nervte mich viele Wochen. Zog mich runter. Ein Ausbilder merkte, wie schlecht es mir ging, und bot mir an, mich anderen körperlichen Herausforderungen zu stellen, die weit außerhalb der militärischen Grundausbildung lagen. Ein freiwilliger Zusatzdrill mit Elementen, die er während seiner Eliteausbildung erlernt hatte. Auch ein paar weitere Jungs unserer Kompanie erklärten sich bereit mitzumachen. Wir waren ein Haufen von bekloppten Freiwilligen.

Wir machten mehr Biwaks, also Übungen und Übernachtungen draußen, als normalerweise während einer Grundausbildung stattfinden. Beim Leistungsmarsch, dreißig Kilometer mit zehn Kilo Gepäck, die in unter fünf Stunden absolviert werden müssen, wurde mein Körper endgültig zum ausführenden Organ. Ich scheuerte mich an den Innenseiten meiner Oberschenkel wund. In meinen Stiefeln mischte sich Schweiß mit dem Blut von aufgeplatzten Blasen. Meine Muskeln brannten, und ich stank.

Ich hörte einfach auf zu denken und versuchte zumindest, auch sämtliche Gefühle zu unterdrücken. Einmal rannten wir bei minus vierzehn Grad, nur bekleidet mit Kampfstiefeln, kurzer Hose, Mütze und Handschuhen, durch eine

Januarnacht. »Die Kälte ist nur in eurem Kopf«, schrie der Ausbilder. »Kälte ist kein Grund, nicht weiterzumachen. Hier entscheidet sich, wie ihr später im Leben mit schwierigen Situationen umgeht. Ob euer Wille stärker ist als das Gefühl von Kälte.«

An einem anderen Wochenende schickte er uns gleich zu Beginn durch einen Fluss, sodass wir die nächsten Stunden in klitschnassen Stiefeln marschieren mussten. Er jagte uns durch Schlamm, der so sehr an der Uniform pappte, dass man hinterher kaum aufrecht stehen konnte. Der Morast durchdrang sämtliche Kleidungsschichten und machte selbst vor Körperöffnungen nicht halt. Er klebte auf der Haut und scheuerte. »Wenn der Kopf nicht mehr will, kann der Körper trotzdem noch«, schrie der Ausbilder und ließ uns wissen: »Im Ernstfall gibt es keinen Feierabend.«

Wir hatten Schlafverbot, marschierten eine ganze Nacht durch. Ich stolperte über Baumwurzeln, die ich nicht sah, und fiel hin. Der Ausbilder, diese unverwüstliche Maschine, schrie, noch so ein Satz, der bei mir hängen geblieben ist: »Die Konzentration darf nicht nachlassen, auch wenn der Körper aufgeben will.« Nach dem Wochenende verlieh er uns als Zeichen seines Respekts selbst gebastelte Urkunden.

Ich war unglaublich stolz. Aber auch unheimlich schlapp. Als ich am nächsten Morgen aufwachte, war alles um mich herum durchnässt. Ich musste aus jeder Pore meines Körpers geschwitzt haben, so feucht waren meine Bettdecke, das Kopfkissen und mein Laken. Es war, als würde ich in einem ausgelaufenen Wasserbett liegen.

Ich konnte kaum einen Fuß vor den anderen setzen, so sehr schmerzte die kleinste Bewegung. Ich schleppte mich an meinen Spind und kippte, ohne abzusetzen, eine Flasche Mezzo-Mix in mich hinein. Dann ging ich duschen.

Doch anstatt dass die Lebensgeister wieder langsam zurückkehrten, kämpfte ich mit heftigsten Bauchschmerzen.

Es war gleichzeitig ein Stechen und Ziehen, ein Reißen, das bis in den Rücken ausstrahlte.

Kaum hatte ich es wieder ins Bett geschafft, bekam ich Durchfälle, die nicht zu stoppen waren. Vielleicht lag es an den Regenwürmern, die ich vor Hunger im Wald in mich reingestopft hatte. Ich blieb bewegungslos liegen, zusammengekauert wie ein Embryo, um die Schmerzen zu ertragen.

Als es auch am nächsten Tag nicht besser wurde, schleppte ich mich auf die Krankenstation, wo man mich an den Tropf hängte und mit Elektrolyten vollpumpte. Weil ich bereits fünf Kilo in kürzester Zeit verloren hatte, sollte ich zusätzlich Salzstangen und Cola in mich reinstopfen. Doch egal wie viel ich auch aß und trank, es half alles nichts.

Irgendwann wurde ich ohnmächtig. Ich war völlig weggetreten, kam nicht mehr zu mir, egal was die Ärzte auch anstellten. Per Hubschrauber wurde ich ins Bundeswehrkrankenhaus nach Kiel verlegt. Dort stellte sich heraus, medizinisch laienhaft ausgedrückt, dass meine Bauchspeicheldrüse angefangen hatte, sich selbst zu zerfressen. Aus irgendeinem Grund konnte mein Bauchspeicheldrüsensekret nicht abfließen. Trotzdem wurden die enthaltenen Verdauungsenzyme aktiv, was dazu führte, dass die Bauchspeicheldrüse zersetzt wurde. Das wiederum, so habe ich es zumindest verstanden, hat dazu geführt, dass mein Körper übermäßig nach Zucker verlangt hat, während er gleichzeitig eigenständig dauernd Zucker produziert hat – bis ich schließlich wegen eines erhöhten Blutzuckerspiegels ins Zuckerkoma fiel.

Natürlich bekam ich von all dem nichts mit. Als ich wieder zu mir kam, wusste ich weder, wo ich war, noch wie dramatisch die vergangenen Stunden verlaufen waren. »Da sind Sie ja wieder«, sagte eine blonde Frau mit blauen Augen, die mich an die Schauspielerin Kelly McGillis, die blond gelockte Pilotenausbilderin Charlie in *Top Gun*, erinnerte, aber eigentlich eine Flottillenadmiralin war, die im Bundeswehrkrankenhaus arbeitete. »Wir haben uns große Sorgen um Sie gemacht.« Es habe einen Punkt gegeben, da sei mein Zustand kritisch gewesen, erklärte mir die Ärztin, als sie mir mitteilte, wie meine Reha aussehen werde. »Sie werden die nächsten Wochen keine Nahrung durch den Mund aufnehmen können. Ihre Bauchspeicheldrüse braucht absolute Ruhe.« Anschließend dürfe ich mich auf Schonkost einstellen, nur gedünstetes Gemüse ohne die kleinste Prise an Gewürzen zu mir nehmen.

Als ich aus dem Krankenhaus kam, wog ich nur noch siebzig Kilo. Ich war ein Strich in der Landschaft. Von meinem zwischenzeitlich guten Fitnesszustand war nicht mehr viel übrig geblieben. Aber trotzdem hatte ich bei der Bundeswehr wertvolle Lektionen gelernt.

Ich war härter zu mir selbst geworden, hatte verinnerlicht, noch disziplinierter zu arbeiten. Die Leidenschaft fürs Schwimmen blieb.

Ich war zwar kein Maverick geworden. Und auch kein Kampfschwimmer. Bedauerlicherweise. Aber die Türen für meine Rückkehr in die Hotellerie standen mir dank exzellenter Zeugnisse und Empfehlungsschreiben weit offen.

Kapitel 3
Herzens-Quatscher

Ich ging nach München, arbeitete im Ramada Park Hotel als Nachtportier. Nach nur einem Jahr ging es weiter nach Köln, ins Renaissance Hotel. Von dort zog ich schließlich nach Frankfurt. Innerhalb von kürzester Zeit wohnte ich in sechs verschiedenen Städten.

Es war mir egal, wo ich lebte. Umzüge stressten mich nicht. Ich benötigte keinen vertrauten Raum, vollgestopft mit Erinnerungen und ersten Erfahrungen, um mich glücklich zu fühlen.

Als ich neun Jahre alt war, ließen sich meine Eltern scheiden. Dadurch war mir das geborgene Nest, beschützt und behütet von Mama und Papa, ohnehin genommen worden.

Mein Vater zog mit seiner neuen Frau Erika in ein großes Haus. Zwei Jahre später bekamen sie ihr erstes gemeinsames Kind – Tobias. Ich wohnte mit meiner kleinen Schwester Nadine, mit meiner Mama Sigrid und ihrem neuen Mann Klaus in einer Vierzimmerwohnung.

Was mir bis heute imponiert, ist, dass meine Eltern, obwohl sie ihre Liebe verloren hatten, gegenüber uns Kindern nie abfällig über den anderen gesprochen haben. Ihnen ist es gelungen, trotz erkalteter Gefühle respektvoll miteinander umzugehen. Sie haben nie versucht, uns gegeneinander auszuspielen oder uns zu manipulieren, wie es häufiger bei Scheidungskindern passiert. Stattdessen haben sie uns vorgelebt, dass sie sich auch nach der Trennung respektiert und auch stets versucht haben, Konflikte konstruktiv gemeinsam zu lösen.

Trotzdem war es nicht einfach für mich. In den ersten Jahren entwickelte ich einen regelrechten Hass auf Erika, die neue Frau meines Vaters, weil ich sie dafür verantwortlich machte, dass sie mir Papa weggenommen hatte.

An sich ist Erika eine tolle Frau. Eine liebenswerte Person, die meinen Papa geliebt hat und ihn auch glücklich machte. Das konnte ich aber mit neun Jahren nicht begreifen. Für mich hatte sie uns Papa entrissen. Sie hatte ihn Mama und mir weggenommen. Entsprechend feindselig trat ich ihr gegenüber auch auf, obwohl sie mir nie einen wirklichen Grund dafür gegen hatte. Erika bemühte sich redlich, mit mir auszukommen. Sie ignorierte meine Gemeinheiten und Frechheiten ihr gegenüber. Selbst meine fiesen und verachtenden Blicke erwiderte sie mit einem Lächeln.

Auch meinem Halbbruder Tobias gegenüber verhielt ich mich aggressiv. Ich mochte nicht, wie er aussah, wie er redete und was er anhatte. Er konnte es mir mit nichts recht machen, egal was er auch tat. Einmal schubste ich ihn sogar vom Fahrrad, einfach nur, um ihm wehzutun.

Papa und Erika nahmen mich trotz allem mit in den Urlaub. Wir fuhren nach Vendays-Montalivet, mehr als eintausend Kilometer von Wuppertal entfernt. Ein Küstenort an der Biskaya zwischen Bordeaux und La Rochelle.

Ich war fünfzehn Jahre alt, Tobias gerade fünf geworden. Er war klein und unterlegen. Die Trennung meiner Eltern war schon lange her. Trotzdem verachtete ich ihn. »Warum war Erika seine Mutter, nicht meine?«, dachte ich manchmal, obwohl ich meine Mama liebte und gar keine andere Mama haben wollte.

»Warum hat diese Frau mir meinen Papa weggenommen?«, fragte ich mich, obwohl ich ja im gleichen Auto saß und mein Papa nur wenige Zentimeter von mir entfernt auf dem Fahrersitz hockte. Kinder denken und fühlen nicht immer logisch. Anstatt also einfach mit Papa zu sprechen und zu lachen, schmollte ich. Anstatt mich auf den Urlaub zu freuen, versuchte ich, alle im Wagen mit meiner schlechten Laune anzustecken. Ich wollte nicht, dass jemand lacht. Gute Laune und Harmonie waren nur Papa und Mama und Nadine und mir, in genau dieser Konstellation erlaubt, redete ich mir ein.

Eigentlich war der Urlaub wunderschön. Es gab sogar so großartige Momente, in denen ich vergaß, dass ich ja auf alle sauer sein und sie mit meinem Zorn abstrafen wollte. Zum Beispiel auf der Dune du Pilat, der größten Wanderdüne Europas. Auf der einen Seite der endlos grüne Wald, auf der anderen Seite der Ozean. Und dazwischen Sand, so weit das Auge reicht. Über einhundert Meter hoch aufgetürmt, mehr als fünfhundert Meter breit und fast drei Kilometer lang. Irgendwann konnte ich gar nicht mehr böse sein, egal wie sehr ich mich auch anstrengte.

Tobias sackte tief mit seinen kurzen Beinen im Sand ein. Ich stellte mir vor, wie ich auf dem Mond spazieren ging. Vor mit türmten sich Kraterlandschaften auf, die ich erkundete. Der Sand knirschte unter meinen nackten Füßen. Weil vom Atlantik der Wind pfiff und dabei ständig die Form der Düne veränderte, breitete ich meine Arme aus und versuchte zu fliegen. Ich stürzte mich in den weichen Sand. Dann rollte ich mich, auf der Seite liegend, mit ausgestreckten Armen und Beinen in Richtung Meer hinunter. Tobias machte es mir nach, laut glucksend vor Freude. Und nachdem wir beide unten ankamen und wieder die Düne hochstapfen mussten, trug ich ihn – aus Versehen – wieder hoch, weil es für ihn zu anstrengend gewesen wäre.

Es dauerte Jahre, bis ich Tobias als Bruder zu akzeptieren lernte. Bis ich mich sogar freute, dass es ihn gibt. Heute ist er aus meinem Leben gar nicht mehr wegzudenken, so wichtig ist er mir geworden. Genauso wie Erika.

Aber damals konnte ich ihm und Erika eben nicht offen gegenübertreten. Dementsprechend ist Wuppertal zwar Heimat, aber ohne das entsprechende Gefühl. Es gibt vereinzelte Erinnerungen. Aber wenig Tiefe. Wuppertal ist kein Ort, der mir absolute Sicherheit suggeriert, so wie es vielleicht vorkommen kann.

Mein Vater war Banker. Mit Ach und Krach hatte er die niedrigste Schulform, die es damals gab, die Volksschule, beendet. Mit fünfzehn Jahren durfte er als Bote Briefe in einer Filiale der Deutschen Bank in Wuppertal verteilen. Er versorgte dabei die Sekretärinnen nicht nur mit Klatsch und Trasch aus den anderen Büros, sondern brachte oftmals auch frisch aufgebrühten Kaffee bei seinen Runden zu einigen der Damen. Er quasselte sich dabei in die Herzen, bis ihn die Vorstandssekretärin ermutigte, eine Ausbildung bei der Bank zu machen. »Horst, Sie können doch mit Ihrem Talent nicht dauerhaft Bote bleiben. Machen Sie was Anständiges. Ich helfe Ihnen dabei.«

Am Ende war mein Papa Prokurist und Direktor, also unterhalb des Vorstands der Bank tätig. Er genoss das größte Vertrauen, durfte weitreichende Investitionsentscheidungen treffen. Heute ist so eine Position ohne abgeschlossenes Hochschulstudium undenkbar. Damals war es aber noch möglich, sich derart weit hochzuarbeiten.

Mein Vater war richtig gut in seinem Job. Er machte viele seiner Kunden vermögend – und traf richtige Anlageentscheidungen. Für sich traf er nicht immer die richtigen Anlageentscheidungen. Und irgendwann fing es an, dass ihm materielle Dinge immer wichtiger wurden. So wurde aus dem Haus eine Villa, seine Autos wurden größer und schneller.

Vielleicht wollte Papa Erika beeindrucken, die Tochter eines vermögenden Unternehmers war. Aber das ist eine reine Spekulation meinerseits.

Meine Mutter war gelernte Schneiderin, die allerdings seit meiner Geburt zu Hause geblieben ist. Sie ist eine wunderbare Frau, sehr herzlich und liebevoll. Sie hat so viel Liebe in sich. Sie hat mir viel Wärme geschenkt, viel Nähe gegeben, manchmal hat sie mich, ohne dass es eine böse Absicht war, mit ihrer Liebe beinahe erdrückt.

Vielmehr ist Wuppertal aber auch nicht für mich. Es gibt nicht mal ordentliche Frauengeschichten, mit denen ich Jahrzehnte nach meiner Pubertät prahlen könnte.

Meine Heimat ist also da, wo ich meinen Koffer auspacke. Was besonders schön ist, dass ich ihn damals nicht packen musste, weil mich jemand loswerden wollte und kündigte, sondern weil mir stets jemand eine anspruchsvollere Aufgabe zutraute oder ich abgeworben worden war.

Damals, zu Beginn der 90er-Jahre, war noch nicht einmal Boris Becker mit seinem Kultwerbespot für AOL im Internet. Man buchte damals keine Hotels über irgendwelche Portale oder Apps.

Wer als Hotel zu der Zeit gute Buchungszahlen erreichen wollte, musste umtriebig sein. Man musste in den Adressbüchern der wichtigsten Vorstandsassistentinnen stehen und in die Listen der Reisestellen kommen, die damals für die Mitarbeiter ihrer Unternehmen Buchungen vornahmen. Kurzum: Man musste ein begnadeter »Klinkenputzer« sein.

Als ich nach Köln kam, baute ich mir ein Netzwerk zu den wichtigsten Unternehmen der Region auf. Wenn sie einluden, Kunden nach Köln holten, musste das Renaissance Hotel erste Anlaufstelle sein.

Ich durchforstete Zeitungen, um zu verstehen, welche Firmen groß und damit relevant für uns waren. Als Karl-Josef Neukirchen Superheldenstatus in der deutschen Wirtschaft erwarb, zum gefürchteten und spektakulären Manager aufstieg und zum siechenden Motorenhersteller Klöckner-Humboldt-Deutz kam, heftete ich mich an seine Fersen beziehungsweise an die Absätze seiner Assistentin.

Ich machte eigentlich nichts anderes als mein Papa, als er noch Bote bei der Deutschen Bank war – ich quatschte mich in die Herzen der wichtigsten Sekretärinnen. Mit Erfolg.

Nachdem ich in München und Köln also weitere Erfahrungen in der Hotellerie gesammelt hatte, wurde ich vom Vice President von Marriott kontaktiert, der mich ins Ramada nach Frankfurt holen wollte. Es lag direkt am Flughafen, hatte rund dreihundert Zimmer und war ziemlich in die Jahre kommen. »Wenn du diese alte Kiste hinbekommst, dann schaffst du alles«, sagte er mir ohne Umschweife und erreichte genau, was er wollte. Ich war total angefixt von der Idee, den grauen, staubigen Klotz mit der katastrophalen Buchungslage zu entstauben und wirtschaftlich in alte Sphären zu führen.

»Das schaffe ich«, sagte ich mir mit der richtigen Spur von naivem Optimismus und als hemdsärmeliger Überzeugungstäter.

Als ich nach Frankfurt kam, herrschten schwierige Zeiten. Der irakische Diktator Saddam Hussein hatte im August 1990 das Ölemirat Kuwait am Persischen Golf überfallen und annektiert. Die weltpolitische Lage war maximal angespannt. Im UN-Sicherheitsrat wurden verschiedene Resolutionen verabschiedet. Doch letztlich scheiterten die diplomatischen Bemühungen. Truppen, vor allem aus den USA, wurden in Bereitschaft und näher in Richtung Krisengebiet versetzt. Zehntausende kamen zwischenzeitlich nach Frankfurt.

Weil in meinem Hotel gähnende Leere herrschte, kam ich auf die Idee, zu einem nahe liegenden Standort der US-Streitkräfte zu fahren und einem Sergeant anzubieten, die aus den USA nach Deutschland entsendeten Truppen auch in meinem Hotel unterzubringen. Irgendwo, dachte ich mir, müssen die ja alle schlafen können.

Tatsächlich hatte er große Probleme gehabt, all die ankommenden Soldaten einzuquartieren. »Sind Sie sicher, dass

Sie das machen wollen?«, fragte er mich. »Das sind junge Menschen, die in dem Wissen reisen, bald sehr wahrscheinlich in den Krieg zu müssen. Das sind keine gesitteten Hotelgäste.«

Ich hielt das Risiko für überschaubar und nahm es in Kauf.

»Die werden«, sagte mir der Sergeant nochmals sehr deutlich, »ihre letzten Stunden oder Wochen vor so einem Einsatz nicht mit einem Buch still und leise auf dem Zimmer verbringen. Haben Sie verstanden, was ich meine?«

Ich hatte es.

Also einigten wir uns darauf, dass er hundertfünfzig Zimmer von mir für die nächsten drei Monate zu einem Vorzugspreis zur Verfügung gestellt bekommt. Bewaffnet und in Uniform kamen schließlich Omnibusladungen an jungen Männern und Frauen in mein Hotel. Sie kamen aus Alabama und Missouri, aus Kentucky oder sonst irgendeinem Winkel in den USA. Auf den Fluren reihten sich Ghettoblaster aneinander, diese tragbaren Musikanlagen, die Vorvorgänger der MP3-Player, die ein unglaubliches Gefühl von Freiheit und Gemeinsamkeit verbreiten konnten.

Es war laut im Hotel und wild, wobei aber nichts zerstört oder verwüstet wurde. Die Soldaten und Soldatinnen gönnten sich letzte enthemmte Stunden, wüteten aber nicht wie zugedröhnte Rockstars. Auf unserer Dachterrasse fand jeden Abend eine Party statt. Und ständig und überall wurde wild gevögelt. Ich hörte Bässe und Stöhnen, eigentlich ja sogar eine ganz angenehme Geräuschmischung. Also ließ ich sie gewähren. Ich ließ ihnen ihren Spaß. Und sorgte dafür, dass alles so war, wie sich die jungen Menschen ihre unbeschwerte Zeit vor dem Krieg wünschten. Ich wusste schließlich vorher, worauf wir uns als Dienstleister eingelassen hatten.

An meinem Kragen trug ich während der Zeit eine amerikanische Flagge. Am Ende bekam ich von den US-Streitkräften sogar eine Auszeichnung verliehen, weil ich in ihren Augen einen wichtigen Beitrag zur Operation »Desert Storm« geleistet hatte.

Darüber hinaus gelang es auch noch, Crews von Fluggesellschaften fest an unser Haus zu binden. Das ist ein wichtiges und begehrtes Geschäftsfeld. Wenn man Crews, vor allem von der Lufthansa, in sein Hotel bekommt, ist das wie ein unausgesprochenes Gütesiegel.

Die Vorschriften, die Fluggesellschaften an ein Hotel stellen, sind hoch. Die Crews müssen nach dem Auschecken schließlich ausgeruht sein, um ihren verantwortungsvollen Job machen zu können. Man benötigt zum Beispiel Blackout-Vorhänge, die für eine absolute Abdunklung sorgen, damit Crewmitglieder auch tagsüber schlafen können. Wir rüsteten unser Hotel so nach, dass wir alle Kriterien erfüllten – und schließlich gelang es mir, Finnair und Air India für uns zu gewinnen. Sie buchten über zwei Jahre täglich jeweils fünfzehn Zimmer. Zwar zu einem Vorzugspreis, aber mit diesen garantierten Buchungen und damit verbundenen festen Einnahmen kann man gut Gemeinkosten wie Strom und Wasser begleichen.

Außerdem konnte ich zwei Busreiseunternehmen überzeugen, ihre Gäste bei uns einzuquartieren. Damals standen Busreisen richtig hoch im Kurs. Globus-Reisen, das Unternehmen, wegen dem ich durch den Gotthard-Tunnel fuhr, saß in Italien und brachte US-Touristen nach Europa. Die landeten in Frankfurt, dem damals wichtigsten Drehkreuz Deutschlands, um von dort aus in Bussen durch unser Land und teilweise auch durch Europa gefahren zu werden. Das war ein Millionengeschäft, bei dem zahlreiche Hotels mitspielen wollten.

Alle boten sich an und unterboten sich bei den Zimmerpreisen, um einen Fuß in die Tür zu bekommen. Es war eine regelrechte Preisschlacht zwischen den Hotels. Aber auch wenn der Preis knapp kalkuliert war, war es ein lohnendes Massengeschäft.

Also traten die Sales-Manager der Hotels reihenweise bei den Veranstaltern an und legten stets ähnlich klingende »Schallplatten« auf, mit denen sie beim Verkaufsgespräch punkten wollten.

Als ich in London war, wo Miki-Travel saß, die ähnliche Touren wie Globus-Reisen anboten, aber auf japanische Touristen spezialisiert waren, sprach ich mit dem Verkaufsleiter gar nicht über mögliche Konditionen. Ich wollte herausfinden, das war meine Strategie, welches Gefühl sie ihren Touristen versprochen und verkauft hatten. »Ich würde gerne«, sagte ich, »eine Europatour mitmachen, um mich besser in Ihre Kunden hineinversetzen zu können. Ich will erleben, was sie erleben, um Ihnen aufgrund dieser Erfahrung ein Angebot unterbreiten zu können.«

Eine Woche später hockte ich mit sechzig japanischen Touristen aus der Mittelschicht in einem Reisebus und erkundete Europa.

Ich hatte mir ehrlich gesagt keine großen Gedanken darüber gemacht, was auf mich zukommen würde. Die große Unwägbarkeit, die jede Busreise mit sich bringt, nämlich mit wem man es auf dieser Tour zu tun hat, realisierte ich erst, als ich mich auf meinen Platz setzte und wir die ersten hundert Kilometer zurückgelegt hatten.

Vorher weiß man nicht, welche Mitfahrer und Mitfahrerinnen dir der Zufall beschert. Man kann großes Glück haben und in eine Truppe geraten, die harmonisch zusammenwächst und von mehr zusammengehalten wird als von diesem ständigen monotonen Geräusch, das Reifen halt bei hundert Stundenkilometern auf Autobahnasphalt machen. Man kann aber auch mit Menschen zusammengepfercht werden, um die man im normalen Leben einen riesigen Bogen machen würde.

Was unsere Gruppe anging, so kann ich gar nicht so sonderlich viel über die Menschen sagen. Die meisten sprachen sehr ordentliches Englisch, aber weil sie mit dem überwiegenden Teil in ihrer Muttersprache reden konnten, wurde vorwiegend japanisch gesprochen, sodass ich kaum etwas über meine Mitreisenden erfuhr. Ich war eher der Sonderling in diesem Bus. Der einzige Nichtjapaner Dazu noch mindestens zwei Köpfe größer als die meisten anderen.

Am Anfang war ich begehrtes Fotoobjekt. Später dann begehrter Fotograf, schließlich konnte ich zu einer Zeit, in der das Selfie die Welt noch nicht erreicht hatte, die Japaner gemeinsam mit ihrem jeweiligen Partner vor den gebotenen Sehenswürdigkeiten ablichten.

Ich knipste sie überall. Ob auf dem Blumenmarkt in Amsterdam, vor dem Königspalast oder in Holzschuhen posierend. Besonders beliebt war das Manneken Pis, also der Junge, der in aller Öffentlichkeit mitten in Brüssel Wasser lässt. Jährlich wird er dreißigmal in neue Gewänder gesteckt. Aus Japan, so lernte ich, gab es bereits zahlreiche Outfits fürs belgische Wahrzeichen als Gastgeschenk.

Es war eine Europareise im Schnelldurchlauf. Sechzig Minuten hatten wir für den Kölner Dom, der immerhin in 632 Jahren errichtet worden war. Allein fünfzehn Minuten gingen für den Auf- und Abstieg des Südturms mit seinen 386 Stufen drauf. Die restliche Zeit fotografierte ich meine Mitreisenden vor dem Bauwerk.

Wir sahen die Seine und die Champs-Élysées, standen in Trier vor dem Geburtshaus von Karl Marx. In jeder Stadt gab es irgendwelche Kathedralen, die man ganz offensichtlich gesehen haben musste.

Unsere Gruppe tauchte stets plötzlich auf, wie aus dem Nichts, und übernahm für eine kurze Zeit die jeweilige Kirche, irgendeinen Aussichtspunkt oder belagerte ein Denkmal, um nach sechzig Minuten, nur ganz selten gab es mehr Zeit, wieder zu verschwinden.

Am meisten mochte ich es, wenn sich Landschaften aus dem Morgennebel schälten. Am meisten hasste ich Tage, an denen wir Strecken mit mehr als dreihundert Kilometern am Stück absolvierten, dann wusste ich nämlich nicht mehr, wohin mit meinen langen Haxen, mein Gesäß schlief ein, und ich bekam Rückenschmerzen.

Wir sahen Budapest und Wien, reisten nach Luxemburg und Prag. In Rüdesheim zwängten wir uns durch die Drosselgasse, hundertvierundvierzig Meter lang und gerade mal zwei Meter breit, fototechnisch allerdings sehr hoch im Kurs.

Wieder in London, bei Miki-Travel, schmückte ich meinen Erlebnisbericht ein bisschen aus. Ich erzählte von Freundschaften, die ich geschlossen hatte, und von Glücksgefühlen, die man auf Reisen mit Miki durch Europa erleben würde. »Aber ganz wichtig wird immer sein, dass das erste Hotel, das Ihre Gäste nach der langen Flugreise beziehen, sehr genau weiß, was auf die Gruppe zukommt. Das erste Hotel muss der perfekte Gastgeber sein. Die Gruppe muss sich gleich wohlfühlen, geborgen aufgenommen werden. Es darf sie gleichzeitig nicht überfrachten, weil die Touristen in den folgenden Tagen noch so viele Eindrücke erfahren werden.«

Am Ende erhielten wir den Zuschlag. Und ich wurde von meiner Hotelkette zum »salesman of the year« ernannt, was meinem Selbstvertrauen unheimlich guttat.

Ich versuchte auch, mich bei anderen Themen zu engagieren, selbst wenn es nicht zu meinen Aufgabenbereichen zählte. Dabei eckte ich zwar auch mitunter an. Aber weil unser Hotelmanager inhaltlich hinter mir stand, bekam ich zumindest seine volle Rückendeckung – und verdiente mir auch fernab vom Sales-Bereich erste Sporen.

Ich pushte unser Team zu Höchstleistungen in Bereichen wie Sauberkeit. »Ein altes Schiff muss sauber sein«, zitierte ich bei der Bundeswehr gelernte Aussagen. Und ich versuchte unseren Mitarbeitern stets einzuimpfen, dass »Wasser bei hundert Grad« kocht, »nicht bei 99,99«.

Ich nervte unsere Reinigungskräfte damit ziemlich. Und sie ließen es mich auch deutlich spüren, was sie von meinen Ansagen und Einmischungen hielten. Am Ende brachte mir meine umtriebige Art, und nur das zählte für mich, eine Beförderung zum stellvertretenden Hotelmanager ein.

Mit sechsundzwanzig Jahren verdiente ich fünftausend Mark im Monat. Sehr viel mehr Geld als die meisten meiner Freunde. Ich hatte einen Dienstwagen, ein Spesenkonto und Personalverantwortung. Was ich anpackte, funktionierte. Das strahlte ich auch aus. Und plötzlich konnte ich ein »Nein« auch in »Ja« verwandeln – was sowohl dienstliche Absagen als auch private betraf.

In Wuppertal war ich einmal in ein Mädchen verliebt gewesen. In die Tochter des ortsansässigen Tanzschulbesitzers, bei dem auch meine Schulklasse Unterricht hatte. Sie hieß Petra – und spielte definitiv in einer anderen Liga als ich.

Ich konnte weder tanzen noch fand ich mich besonders attraktiv. Aber irgendwie gelang es mir, sie mit meiner clownesken Art zum Lachen zu bringen. Sie lud mich zu sich nach Hause ein, in die Nähe des Toelleturms, einem vornehmeren Wohnviertel. Im Keller des Elternhauses war ein Schwimmbad und eine eigene Sauna, in der wir schließlich knutschend landeten.

Ich hatte noch nicht mit so vielen Mädels geknutscht und auch ansonsten keine Erfahrung. Dabei sollte es auch an diesem Nachmittag bleiben. Denn als ihr Vater nach Hause kam und mich sehr glücklich am Hals seiner Tochter hängen sah, warf er mich kurzerhand aus dem Haus und verbot mir den weiteren Kontakt zu seiner Tochter. Immerhin schmiss er mir meine Klamotten ebenfalls hinterher.

Ich war also kein Womanizer. Körbe und Saunarauswürfe hinterließen Spuren bei mir und beschädigten mein Selbstvertrauen, was beim Flirten ein nicht ganz unwesentlicher Faktor ist.

Mein erstes Mal erlebte ich am Strand von Mallorca, die schönsten zwanzig Sekunden meines Lebens. Anschließend erzählte ich meiner Mama freudestrahlend davon und trank einen warmen Kakao mit Sahne.

Doch nun, angekommen in der Arbeitswelt, in der Überzeugung, gut in dem zu sein, was ich machte, strahlte ich offenbar etwas anderes aus. Mein Kreuz war etwas breiter, ich ging immer noch regelmäßig schwimmen. Außerdem nutzte ich die Joggingstrecke, damals gab es noch keine Apps mit Routenvorschlägen an nahezu jedem Winkel auf dieser Welt, die wir hinterm Hotel errichtet hatten. Ich kleidete mich ordentlich. Wenn ich lachte, strahlte ich auch von innen heraus. Und plötzlich kam ich auch bei den Frauen an.

Täglich checkten Stewardessen bei uns im Hotel ein. Oft reichte es, mich ihnen in meiner Funktion vorzustellen und sie abends in einen der umliegenden Clubs einzuladen. Der Rest lief ziemlich von allein.

Ich vögelte viel und schlief wenig. Die überwiegende Zeit des Tages arbeitete ich. Ich hielt mich für unkaputtbar. Mal reichten mir vier, mal fünf Stunden Schlaf. Dann konnte es weitergehen. Wechselnde Zeitzonen waren kein Problem. Ich konnte schlafen, wann und wo ich wollte. Da war ich wie ein satter Löwe. Ich beherrschte den Schlaf, nicht er mich.

Doch dann landete ich auf dem Boden meines Büros. In die Knie gezwungen von Panikattacke Nummer eins. Nummer zwei folgte, wie beschrieben, im Gotthard-Tunnel.

Kapitel 4
Im Visier des Scharfschützen

Ich wollte mich nie wieder so fühlen. So hilf- und kraftlos. Ich wollte nie wieder vor meinen Mitarbeitern der zitternde, schreiende und schwitzende Schwächling sein. Der nichtsnutzige Nicht-Sieger, der Nicht-Beste, der Nicht-Starke.

Vor allem abends, wenn der Stress des Tages von mir abfiel, hörte ich in meinen Körper hinein. Sobald ich zur Ruhe kam, legte ich meine Finger ans Handgelenk, um meinen Puls zu kontrollieren. Und häufig schoss mir dabei die Frage durch den Kopf, ob er nicht schon wieder höher als normalerweise war.

Weil mich bei der letzten Panikattacke das Bier gerettet hatte, fing ich an, abends ein, zwei Dosen zur Entspannung zu trinken. Was einmal geholfen hatte, sagte ich mir, würde auch weiterhin helfen. Und ein, zwei Bier seien nun wirklich nichts Schlimmes.

Am liebsten trank ich Faxe Bier, ein Liter je Dose. Ich glaubte, damit besser einschlafen zu können. Der Hopfen hat mich tatsächlich schläfrig gemacht. Sobald ich getrunken hatte, kreisten meine Gedanken auch nicht mehr endlos um die Angst, erneut eine Panikattacke zu bekommen. Meine Hirntätigkeit ließ nach, und ich bekam schon bald die nötige Bettschwere. Ich schlief tatsächlich schneller ein. Dass sich meine Schlafqualität verschlechterte, ich unruhiger schlief und häufiger aufwachte, kam mir zunächst nicht in den Sinn.

An meinem sonstigen Leben änderte ich nichts. Ich quatschte mich in die Herzen der Vorstandsassistentinnen. Ich jettete um die Welt. Und ich tanzte die Nächte durch.

Bald gehörte ich zum Inventar vom Dorian Gray, damals die Tanzadresse schlechthin, weit über Frankfurt hinaus bekannt. Als die Millionendisco 1978 in der Ebene 0 der Halle C im Terminal 1 eröffnet wurde, behaupteten die Besitzer Gerd Schüler und sein Partner Michael Presinger: »Jede Airline fliegt uns an.« Und nicht nur die Crews kamen. Auch Filmstars wie Roger Moore und der Frankfurter Geldadel verkehrten dort, die Reichen und Schönen aus dem Hochtaunus wurden Stammgäste. Das Gray war schnell sehr exklusiv.

Es war ein besonderer Ort der Freiheit. Mit illustren Gestalten, extravagant gekleidet, und DJs, die ihre Platten aus Amsterdam bezogen, also Tracks spielten, die man sonst nicht mal eben so zu hören bekam.

Der Club hatte ein Soundsystem, das es ansonsten höchstens in Clubs wie dem legendären Studio 54 in New York gab.

Ich war kein guter Tänzer. Ich war nicht einmal mittelmäßig begabt. Hätte ich jemanden entdeckt, der so tanzt wie ich, hätte ich ihn höchstwahrscheinlich als »Körperklaus« verspottet, aus dessen Tanzradius man sich am besten möglichst weit entfernt. Meine Arme und Beine flogen einfach nur rund um meinen Körper herum. Ich war wie diese Dinger, die seit geraumer Zeit bei Fußballweltmeisterschaften rund um die Stadien aufgestellt werden, Skydancer nennt man sie, glaube ich. Diese lange Luftschläuche, bestehend aus Rumpf und zwei Armen, die durch ein starkes Gebläse aufrecht in den Himmel ragen, dabei hin und her wackeln, so als würden sie den Besuchern winken oder ihnen zunicken.

Sobald ich auf der Tanzfläche stand, habe ich einfach nur alles rausgehauen. Ich hatte keine Hemmungen. Ich war wild und ekstatisch, wahrscheinlich zum Fremdschämen. Aber ich hatte Spaß. Ich verschmolz mit der Musik und war fröhlich. Und irgendwie kam das an.

50

Nicht nur auf Mallorca, wo ich bei einem Disco-Dancing-Contest wie ein Gummiball zu George Michaels »Wake me up before you go go« schnipste und umhersprang, bis ich den Wettbewerb gewonnen hatte, sondern eben auch im Dorian Gray. Meine Art war ansteckend. Und beflügelte mich. Ich lernte haufenweise Mädchen kennen und lieben. Unter anderem eine blonde Schönheit aus Amsterdam, in die ich mich Hals über Kopf verliebte. Wir wurden ein Paar, trotz der Entfernung. Mal kam sie zu mir, mal flog ich zu ihr.

Nach Feierabend nahm ich den erstmöglichen Flieger, machte einen Powernap, dann genossen wir unsere gemeinsame Zeit in vollen Zügen. Mein Leben wurde noch eine Spur intensiver.

Ich glaube, beschwören könnte ich es nicht, dass ich zu dieser Zeit anfing, seltener laufen zu gehen. Eigentlich war ich ein regelmäßiger Gast im Niedwald, einem Waldstück im Frankfurter Westen, gewesen. Ich hatte es geliebt, morgens dort meine Runde zu drehen. Vorbei an den wunderschönen Streuobstwiesen. Meist, vor allem im Frühjahr, durchquerte ich bei meiner Runde einen Korridor, in dem es intensiv nach Bärlauch roch, der sich wie ein Teppich über den Waldboden ausgelegt hatte.

Ich lief immer allein. Nicht wenige Menschen geben auf, wenn Laufen zur einsamen Tätigkeit wird. Bei mir war das nicht so. Ich brauchte auch keine Musik, mir reichte es, meinen eigenen Atem zu hören. Je besser ich mich nur darauf konzentrieren konnte, desto besser kam ich in einen vielversprechenden Rhythmus. Doch je mehr ich arbeitete, je intensiver ich feierte und vögelte, desto weniger kümmerte ich mich um den Zustand meines Körpers. Lieber gönnte ich mir noch eine halbe Stunde Schlaf, als zumindest eine kurze Runde laufen zu gehen.

Mein vegetatives Nervensystem, von dem ich damals nicht mal wusste, dass es so etwas gibt, geriet in eine absolute Dysbalance. Das Zusammenspiel zwischen dem Sympathikus und dem Parasympathikus, auch darüber habe ich mir erst viele Jahre später Wissen angeeignet, funktionierte nicht mehr.

Entsprechend steuerte ich – nichtsahnend – auf die nächste Katastrophe zu. Dieses Mal erwischte es mich auf dem Heimweg von Amsterdam. Ich hatte mit meiner wunderbaren Freundin ein großartiges Wochenende verbracht und musste zurück nach Frankfurt fliegen. Eine unspektakuläre Rückreise also.

Ich gab meinen Koffer ab, wie ich es schon so oft getan hatte – und holte mir meine Bordkarte. Dann machte ich mich auf den Weg zur Sicherheitskontrolle. Es war brechend voll, und die Menschen reihten sich eng aneinandergedrückt vor dem Scanner auf. Es war warm und stickig, eine Luft zum Schneiden. Ich befreite mich, was ich ja sowieso spätestens an der Kontrolle hätte tun müssen, von meiner Jacke, die schwerer als gewöhnlich auf meinen Schultern lag. Der Kragen meines Pullovers wirkte enger als sonst, als schnüre er mir den Hals zu. Wahrscheinlich brüte ich irgendeine Grippe aus, dachte ich, während ich den Ausschnitt mit meinen Händen weitete.

Ich passierte den Sicherheitscheck und hockte mich zunächst an die Bar. Bis zu meinem Abflug hatte ich noch genügend Zeit. Eigentlich liebte ich es, dieses hektische Treiben nach dem Sicherheitsbereich zu beobachten. Es hatte etwas von einem Bienenstock, ein wildes Gewusel, aber doch mit einer Systematik.

Wegen meiner unerklärlichen Anspannung beschloss ich, Stilbruch zu begehen. Eigentlich trinkt man einen guten Wodka in Gesellschaft von mindestens drei Leuten. Man riecht nicht daran und verwässert ihn auch nicht mit Eiswürfeln. Das Glas bleibt in der Hand, bis man es entweder auf ex oder in kleinen Schlucken geleert hat. Hinterher rundet man den Wodka mit einer sauren Gurke ab. Ich trank allein, während ich versuchte, mein Umfeld beobachtend zur Ruhe zu kommen.

Als mein Flug einsteigebereit war, fühlte ich mich nicht wirklich besser. Ich war kurzatmiger. Und mir war auch ohne Jacke warm. Ich beschloss, schnell ins Flugzeug zu steigen und etwas zu schlafen.

Der Flieger war ziemlich ausgebucht, das Einsteigen der Passagiere zog sich elendig in die Länge, obwohl man damals noch das meiste Gepäck aufgab und viel seltener als heute alles mit in die Kabine nahm und in die letzte verfügbare Lücke quetschte.

Mit jedem zusätzlichen Passagier, der einstieg, fühlte ich mehr Unbehagen. Ich versuchte meinen Blick von den Menschenmassen abzuwenden und beobachtete die Startvorbereitungen draußen vor dem Flugzeug. Der Schlepper, mit dem das Flugzeug aus der Parkposition manövriert wird, stand bereit. Der Operateur, also der verlängerte Arm des Piloten, hatte Funkkontakt zum Cockpit. Man sah sie miteinander sprechen. Die letzten Koffer waren bereits verladen worden. Ich hatte all diese Prozesse schon Dutzende Male gesehen. Anfangs hatte ich sie mit kindlicher Neugier beobachtet, irgendwann routiniert einfach nur noch zur Kenntnis genommen. Aber dieses Mal wurde ich immer unruhiger, je näher der Start rückte. Erst recht, als ich »Boarding completed« vernahm, also den Hinweis an die Kabinencrew, dass alle Passagiere an Bord seien.

Ich löste meinen Gurt, den ich direkt nach dem Hinsetzen geschlossen hatte, sprang in den Gang und schnappte mir meine Jacke aus dem Handgepäckfach. Dann eilte ich durch die Businessclass in Richtung Flugzeugtür.

»Was machen Sie?«, pampte mich eine Stewardess an und wies mich schroff an, mich sofort wieder auf meinen Platz zu begeben.

»Ich muss raus«, sagte ich ihr.

Mit einem Mal war alles so klein geworden. Mein Kopf klebte direkt unter der Kabinendecke. Überall stieß ich an, sobald ich mich bewegte.

»Ich muss hier raus«, wiederholte ich, wobei ich dieses Mal laut schrie.

In der Zwischenzeit hatte eine andere Stewardess den Kapitän geholt, der sich nun vor mir aufbaute und mit ganz ruhiger Stimme auf mich einredete. Ich weiß nicht mehr genau, was er sagte. Wahrscheinlich schlaue Sätze aus dem Pilotenhandbuch, um durchgeknallte Passagiere zu beruhigen. Aber ich beruhigte mich nicht. Im Gegenteil. Weil nun drei Leute vor mir standen, fühlte ich mich noch eingeengter als ohnehin schon. Ich bemerkte, wie mir der Schweiß auf die Stirn trat. Wieder dieses Rauschen in meinen Ohren, dieses ätzende Geräusch. Dazu ein Stimmenwirrwarr der aufgebrachten Passagiere in meinem Rücken, die tuschelten oder lästerten oder womöglich auch Angst hatten.

Gleich würde es mich zerreißen, mir die Beine unter meinem Körper wegreißen, das spürte ich. Ich merkte, wie mich die letzte Kraft verließ, die mich gerade so noch aufrecht hielt. Noch immer faselte der Pilot irgendetwas. Und je ruhiger er wurde, desto aggressiver machte es mich.

»Ist mir alles scheißegal, du Vogel«, schrie ich ihn an. »Ich geh raus, wo ich rauswill. Mich hält hier niemand auf.« Dann packte ich ihn und schob den Piloten mit wirklich letzter Kraft zur Seite. Ich taumelte durch die noch immer geöffnete Flugzeugtür die Gangway entlang wieder in Richtung Terminal. Dort wurde ich von bewaffneten Polizisten erwartet. Sie hatten ihre Pistolen gezückt und brüllten mich auf Englisch an, dass ich ihnen meine Hände zeigen solle. »Show me your hands.« Im nächsten Moment rissen sie mich zu Boden, stürzten sich auf mich, drehten meine Arme auf den Rücken und legten mir Handschellen an. Dann schleiften sie mich in einen kleinen Raum, irgendwo im Flughafen Schiphol, und drückten mich energisch auf einen Stuhl, auf dem ich warten sollte, bis ein deutschsprachiger Kollege käme.

Ich war froh, dass endlich keine Menschen mehr um mich herum waren. Aber es machte mich wahnsinnig, meine eigene Enge zu spüren. Es war, als würden mich meine eigene Arme einschnüren, wie Geschenkband ein Paket. Aber wegen der Handschellen konnte ich mich aus der halben Zwangsumklammerung nicht befreien. Ich erdrückte, so fühlte es sich an, mich selbst.

Als irgendwann die Polizisten kamen, begann ich zu weinen. Sie befreiten mich von den Handschellen, sodass ich endlich wieder tief in meinen Brustkorb einatmen konnte. »Ich wollte das alles nicht«, stammelte ich, während ich mir vorstellte, was all diese Menschen, an denen ich vorbeigeführt worden war, wohl über mich gedacht haben müssen. Ich war doch kein schlechter Mensch. Ich hatte doch niemandem etwas Schlimmes getan. Aber wahrscheinlich hatten ein paar Hundert Personen vermutet, ich sei ein irrer Gewalttäter und hätte versucht, ein Flugzeug zu entführen.

So gut es mir irgendwie gelang, versuchte ich dem Polizisten, der für zwei Kollegen übersetzte, zu erklären, dass ich eine Panikattacke hatte. Dass es mir nun das zweite Mal binnen eines halben Jahres passiert war, meine unkontrollierte Fahrt durch den Gotthard-Tunnel ließ ich in meinen Erklärungsversuchen lieber weg. »Ich bin schon so oft geflogen«, sagte ich dem Holländer. »Da hat es nie Probleme gegeben. Aber ich musste einfach raus aus diesem Flieger. Ich konnte nicht drin sitzen bleiben. Aber ich wollte niemandem etwas tun«, versicherte ich.

Die Polizisten bestellten einen Arzt, der mir ein Beruhigungsmittel gab. Dann halfen sie mir, eine Lösung zu finden, wie ich wieder sicher nach Frankfurt käme. Sie telefonierten und suchten mir eine Bahnverbindung raus, wie es für damalige Zeiten ohne Smartphone und Apps normal war. Sogar mein Koffer brachten sie mir, der zwischenzeitlich aus dem Flugzeug ausgeladen worden war. Am nächsten Tag arbeitete ich wieder normal.

Von meinem Aussetzer im Auto hatte damals außer mir niemand etwas mitbekommen. Auch der Vorfall am Flughafen blieb zumindest vor meinen Kollegen, Freunden und meiner Familie unbemerkt. Heute würde ein schreiender und schwitzender Passagier, der einen Piloten wegschiebt und aus dem Flugzeug stürmt, wahrscheinlich sofort im Internet landen, weil irgendwer die Aktion mit seinem Smartphone gefilmt und sie dann auf Social Media hochgeladen hätte. Damals passierte das alles aber nicht.

Es gab grundsätzlich mehr gute Tage als schlechte. Den drei Panikattacken im Büro, im Gotthard-Tunnel und am Amsterdamer Flughafen standen bestimmt zweihundert Tage gegenüber, an denen mein Leben erfolgreich war. Aber mein Leben war nicht mehr leicht wie zuvor. Es gelang mir nicht mehr, ungezwungen zu sein, gänzlich unbeschwert durchs Leben zu tänzeln. Das Freiheitsgefühl, das mich bis dahin begleitet hatte, das mich auch mal albern sein ließ, war nicht mehr da. Ich hatte plötzlich jemanden tief hinten in meinem Kopf, der da lauerte, um irgendwann aus seinem Hinterhalt hervorzuspringen und mich zu quälen. Da war irgendwas Bedrohliches in mein Leben gekommen, wie ein Scharfschütze, der mich ständig in seinem Visier verfolgte.

Kapitel 5
Rocker-Wucher

Wenig später kaufte ich mir ein Motorrad. Eine Suzuki Intruder mit 1400 Kubik. Die 13.999 Mark holte ich mir von der Bank. Mancher nannte die Chopper damals eine Harley für Arme. Für mich war sie eine kleine Befreiung.

Rein in den Sattel, runter vom Ständer – Abfahrt. Ohne Dach oder Enge. Sie gab mir – weil sie nicht negativ besetzt war – den Freiraum, der mir im Gotthard-Tunnel und auch zuletzt im Flugzeug gefehlt hatte.

Ich liebte es allein schon, auf meine Maschine zuzugehen. Dazu dieses Gefühl, ausgestreckt auf ihr zu sitzen, während mich der Fahrtwind mit leichtem Druck umspielt. Voller Stolz trug ich meinen Helm und die Lederjacke mit dem Indianerkopf auf dem Rücken.

Ich wollte mir meine Freiheit nicht nehmen lassen. Wann immer es ging, kletterte ich aufs Motorrad. Auch, um nach Dortmund zu fahren, wo ich für einen neuen Job vorsprechen musste.

Meine Karriere war erst ganz am Anfang. Ich war Director of Sales und stellvertretender Hoteldirektor, was in der Fachsprache Executive Assistant Manager hieß. Meine Wochenenden waren oft frei. Bei sich anbahnenden Katastrophen wurde ich nicht angerufen, weil ich noch nicht fürs Operative verantwortlich war, und noch Chefs über mir hatte. Doch ich wollte mehr. Ich wollte noch mehr Entscheidungen treffen und Lösungen präsentieren können.

Als das Renaissance Dortmund eine entsprechende Stelle ausschrieb, bewarb ich mich sofort darauf und hatte das

Glück, schnell Befürworter zu finden. Das Hotel befand sich noch in der Bauphase. Es war ein Haus mit fünf Sternen, also noch mal ein Quantensprung über dem Ramada Hotel Frankfurt Airport, das dreieinhalb Sterne hatte. Noch dazu war es perfekt gelegen.

Die Westfalenhalle, ein absoluter Veranstaltungsmagnet, war fußläufig entfernt. Topkünstler aus der ganzen Welt kamen, um Konzerte oder Shows in Dortmund zu geben. Für sie und ihr Publikum war das Renaissance Hotel oft die erste Anlaufstelle.

Ich durfte in meinem Hotel Stars empfangen, die damals die ganze Welt in Aufregung versetzten. Zum Beispiel David Copperfield, damals ein Mega-Magier, der nicht nur fliegen konnte, sondern auch durch die Chinesische Mauer schritt und tonnenschwere Eisenbahnwaggons sowie die Freiheitsstatue von New York verschwinden ließ. Mit seinen Shows und nie zuvor gezeigten Illusionen gewann er Emmys. Dazu eroberte er das Herz von Claudia Schiffer, damals weltweit das größte Supermodel überhaupt.

Der muskelbepackte Rapper Marky Mark, der eigentlich mit Nachnamen Wahlberg heißt, zierte neben Kate Moss in Calvin-Klein-Unterwäsche riesengroße Werbeflächen – und trat als musikalischer Akt bei der Bravo Supershow auf. Auch er wohnte wie viele andere Künstler während der Veranstaltungstage bei uns.

Damals waren Take That noch vereint, sodass wir neben Gary Barlow auch Robbie Williams begrüßen durften.

Vor seinem Weltmeisterschaftskampf gegen Graciano Rocchigiani schlief Henry Maske, der Gentleman-Boxer, bei uns. Der Mann, der das Profiboxen aus der Schmuddelecke holte und in Deutschland salonfähig machte. Der umjubelte Champion, stets kühl und berechnend in seinen Schlagkombinationen, aber selten spektakulär. Nach dem Kampf feierte er mit all den Promis die Aftershow-Party bei uns.

Die Stars kamen, weil wir verlässlich und diskret unseren Job machten. Wir lieferten einfach ab.

Ich war ständig unterwegs. Wo Dortmund feierte, war ich auch. Ich machte einfach weiter, womit ich in Düsseldorf, Köln, München und Frankfurt angefangen hatte – ich putzte die Klinken an den wichtigsten Türen der Stadt. Natürlich auch bei Borussia Dortmund.

Der Verein war damals das Nonplusultra im deutschen Fußball. In der Saison 1994/95 wurde der BVB Deutscher Meister vor Werder Bremen. In der darauffolgenden Saison vor Bayern München. Und dann, noch eine Saison später, gewann die Mannschaft von Ottmar Hitzfeld sogar die Champions League gegen Juventus Turin.

Ich war bei jeder sich bietenden Gelegenheit im Stadion. Auf meinem Auto war ein Aufkleber der Schwarz-Gelben. An Heimspielen luden wir bei uns zur Einstimmung auf die Begegnungen zu kleinen Smalltalks. »Auf ein Bier mit ...«, so hieß es, erlangte Kultstatus.

Die Medien berichteten, weil es uns als Veranstalter auch gelang, Gäste wie Ottmar Hitzfeld zu gewinnen. Je häufiger ich in der Zeitung stand, desto einfacher wurde die Netzwerkpflege.

Nach einiger Zeit durfte ich mich auch im Umkreis einiger Spieler bewegen. Für den portugiesischen Mittelfeld-Strategen Paulo Sousa musste ich mehrfach Geld aus dem Automaten ziehen, weil er weder auf Deutsch noch auf Englisch die Anweisungen der Maschine verstand.

Sprosse für Sprosse kletterte ich auf der Leiter der Lokalprominenz empor, was mir weitere Türen öffnete. Ich wurde in Kreisen geduldet, von denen ich niemals gedacht hätte, irgendwann einmal dazugehören zu dürfen. Weil ich witzig und schlagfertig war, hoffe ich. Vielleicht lag es aber auch daran, weil ich den ein oder anderen »Deckel«, den es zu bezahlen galt, übernahm.

Mit dem drahtigen jungen Mann, von regelmäßig gezogenen Schwimmbadbahnen gestählt, der ich in München und selbst in meiner Anfangszeit in Frankfurt noch war, war nicht mehr viel übrig geblieben. Der regelmäßige Alkohol, den ich trank, hatte mich deutlich aufgeschwemmt.

Mein Bauch wuchs in beängstigendem Tempo und verdeckte bald sowohl den Zeiger meiner Waage als auch meine Zehen. Ich verwandelte mich in einen Hundertsechzig-Kilo-Koloss, der zu schwitzen begann, sobald er sich in Bewegung setzte.

Die Beziehung zu meiner holländischen Freundin wurde schwierig. Sie hatte sich in einen Mann verliebt, der gerne Sport trieb und gern feierte. Nicht in einen alkoholabhängigen, schwitzenden Fettsack, wobei ich ihr verheimlichen konnte, wie viel und regelmäßig ich trank.

Mir war schon damals bewusst, dass ich trank. Es war nicht so, dass ich es mir nicht eingestehen konnte oder es versuchte schönzureden. Aber ich sah keinen anderen Ausweg.

Diese Panikattacken, die ich erlitten habe, waren so schlimm, dass ich dachte, bei der nächsten zu sterben. Ich war mir sicher, dass mein Körper nicht in der Lage sein würde, diesem körperlichen Ausnahmezustand noch einmal standzuhalten. Ich hatte Todesangst vor der nächsten Attacke. Sie war in mir drin, das spürte ich genau. Irgendwo versteckt hinter meinem Großhirn. So gut getarnt, dass ich sie nicht auffinden konnte.

Mit einer Engelsgeduld hockte dieser Lauerer da und wartete einfach auf den passenden Moment, in dem er mich hinterhältig und unausweichlich erwischen kann, genau dann, wenn ich nicht damit rechne, sodass es mich besonders hart erwischen würde.

Ich fühlte mich wie ein Boxer, den man mit zusammengebundenen Händen mit einem Schwergewichtsweltmeister in einen Ring gestellt hatte, sodass ein K.-o.-Schlag unausweichlich war.

Ich hatte Angst davor, im Bett zu liegen, weil ich dann Zeit hatte, nachzudenken. Ich hatte Angst davor, nichts zu tun zu haben. Je mehr ich beschäftigt war, desto besser.

Ich spürte, dass mir mein Leben entglitt. Ich hörte meinen Körper, wie er mich anflehte, ihm Alkohol zu geben. Er bettelte danach, dass ich trank. Dass ich mehr trank. »Trink, sonst mache ich dich fertig«, rief irgendeine Stimme in mir, wobei ich nie zuordnen konnte, ob sie dem Lauerer gehörte oder meiner Leber oder wem auch immer.

Ich habe aus Angst vor der nächsten Attacke prophylaktisch getrunken. Es war eine Flucht vor der Attacke. Ich wollte die Angst vor der Angst mit Alkohol unterbrechen und mich beruhigen, diese Spirale zerstören, die mich nach unten zog. Je mehr ich trank, desto mehr schämte ich mich vor mir selbst. Und desto größer wurde die Wand der Schande, die sich vor mir bedrohlich auftürmte.

Weil der Körper die Gabe hat, sich anzupassen, er sich nicht mehr mit Bier zufriedengab, musste ich die Alkoholmenge erhöhen, um den gleichen Rausch zu erzielen. So wurde aus Bier Wodka.

Wenn ich mich morgens auf den Weg zur Arbeit machte, von Wuppertal in Richtung Dortmund startete, steuerte ich als Erstes die Raststätte Kucksiepen an. Ich kaufte mir vier halbe Mettbrötchen mit viel Zwiebeln und Pfeffer und Salz. Dazu eine Flasche Wodka, aus der ich mir zwei große Schlucke genehmigte. Anschließend wickelte ich sie in eine Zeitung, damit mich niemals ein Geklimper verraten hätte können.

Wenn ich vierzig Minuten später im Büro ankam, hatte ich den Lauerer, diesen Drecksack, für den Moment ruhiggestellt und konnte arbeiten.

Mein Büro war im ersten Stock. Das Auto parkte in der Tiefgarage. Man konnte diesen Weg mit einem gläsernen

Fahrstuhl zurücklegen. Oder unbemerkt durchs Treppenhaus. So wie ich es immer dann tat, wenn ich während der Arbeit das Gefühl bekam, kurz vor einer Panikattacke zu stehen. Dann quälte ich mich die Stufen runter, stieß die Feuerschutztüren auf, zwängte mich in meinen BMW 5er, kramte die Flasche hervor, nahm zwei Schlucke und wartete, bis der Alkohol wirkte. Dann aß ich einen Apfel, lutschte ein Fisherman's Friend und kehrte an meinen Arbeitsplatz zurück, als wäre nichts gewesen.

Ich blieb gut in meinem Job. Ich konnte meinem Gegenüber weiterhin konzentriert zuhören und auch schlagfertig auf ihn eingehen. Keiner in meinem Umfeld merkte, dass ich trank.

Ich kleidete mich, trotz meines voluminösen Körpers, immer noch gut. Ich habe mich weder als durchtrainierter Kerl noch als fettleibiger daran orientiert, ob Kleidung praktisch ist, sondern habe immer schon versucht, Kleidung als Ausdruck meiner Identität zu sehen. Ich schlüpfte nicht bloß in Anziehsachen oder Klamotten. Ich kleidete mich bewusst und gerne gut. Ich war mir meiner Rolle als Repräsentant meiner Hotels bewusst. Ich verstand Mode, das begann schon während meiner Ausbildung, als Sprache, über die ich indirekt mit unseren Kunden kommunizierte. Ich wollte nie praktisch aussehen. Entsprechend hatte ich mir rahmengenähte Maßschuhe gegönnt, formvollendete Handwerkskunst, in einer Preisklasse, die ich mir eigentlich nicht so ohne Weiteres leisten konnte.

Ich gelte mir, wie man das damals machte, meine Haare streng zurück. Am Handgelenk trug ich eine Rolex.

Ich hasste mein Spiegelbild. Ich hasste es, dass ich trank. Auf den Rest war ich aber ziemlich stolz. Ich hatte mir etwas erarbeitet, das mir gefiel. Ich ging mehr denn je darin auf, unsere Gäste glücklich zu machen. Die Probleme der anderen waren meine Herausforderungen.

Eines Abends war ich mit sehr guten Kunden unseres Hauses auf einem Event außerhalb des Hotels. Dank meines Netzwerks hatte ich zu einer exklusiven Galaveranstaltung Zutritt für unsere kleine Gruppe organisieren können, obwohl wir (ich meine, wir waren zu sechst) dort eigentlich nichts verloren hatten. »Aber vielleicht lohnt es sich ja, wenn Sie Ihre Netzwerke miteinander verknüpfen«, sagte ich dem Gastgeber. »Ich denke, dass Sie voneinander profitieren können.«

Damals funktionierte das Netzwerken noch so. Man wurde einander vorgestellt, unterhielt sich und tauschte bestenfalls Visitenkarten aus.

Netzwerke waren realer. Es reichte nicht bloß aus, miteinander bei LinkedIn oder Facebook verknüpft zu sein, womöglich ohne jemals von Angesicht zu Angesicht miteinander gesprochen zu haben.

Später in der Nacht, als die illustre Veranstaltung sich dem Ende näherte, fragte einer meiner Kunden, ob ich eine Idee hätte, wohin wir jetzt noch weiterziehen können. »Kennst du ein Etablissement mit anständigen Frauen?«, fragte er und wollte nichts anderes als eine Bordellempfehlung.

Es war nichts Außergewöhnliches, dass ich danach gefragt wurde. In meinem Job muss ich, genau wie Taxifahrer, entsprechende Lokalitäten kennen. Also erzählte ich ihnen von einem Freudenhaus in Dortmund, von dem mir viel Gutes berichtet worden sei.

»Du kommst mit«, beschlossen die Kunden, mit denen ich mich seit einigen Stunden duzte, und ließen keinen Widerstand zu.

Wenig später hockte ich splitterfasernackt mit ein paar Frauen in einem Whirlpool. Es war mir so peinlich. Als ich mich so vorsichtig wie möglich ins Wasser gleiten ließ, erzeugte mein Bauch eine Druckwelle, als sei ein Tsunami ausgebrochen. Links und rechts schwappte das Wasser über den

Rand. Niemand sonst war so dick wie ich. Ich versuchte, so weit es ging abzutauchen, damit nur noch mein Kopf aus dem Wasser schaute. Dabei lief noch mehr über den Rand hinaus.

Zu meiner Überraschung lächelten die Frauen mich trotzdem an. Sie zeigten keine Spur von Ekel oder Hemmungen angesichts meiner massiven Statur.

Ich bestellte Champagner für sie und mich. Auch meine männlichen Begleiter fühlten sich sichtlich wohl und genossen gute Getränke an der Bar, ehe sie in Separees verschwanden. Ich machte es ihnen nach.

Wir vögelten und tranken. Tranken und vögelten. Irgendwann schnupfte ich die erste Line meines Lebens. Später, in der gleichen Nacht, zumindest ist es so verschwommen in meiner Erinnerung hängen geblieben, ohne dass ich jedes Detail noch ganz klar vor Augen habe, kniete ich vor einer der Damen und schnupfte weiteres Kokain von ihrem Bauch.

In meiner Verwirrtheit schenkte ich der Frau, für die ich plötzlich unerklärliche Gefühle hatte, meine noch immer nicht abbezahlte Rolex. Meiner Männerrunde spendierte ich den gesamten Abend inklusive aller Nebenkosten. Weil ich weder so viel Bargeld hatte noch über einen entsprechend hohen Kreditrahmen auf meiner Karte verfügte, unterschrieb ich eine Art Schuldschein.

Zwei, drei weitere Male besuchte ich noch das Bordell und genoss die Dienste der Frauen, die über die Kunst verfügten, mich so anzuschauen, dass mir meine Statur für kurze Zeit nicht ganz so unangenehm war. Ich zahlte auch diese Abende nicht vollständig, sondern schrieb anteilig weiter an. Dann bekam ich plötzlich während meiner Arbeitszeit im Hotel Besuch.

Ein Mitarbeiter von der Rezeption rief mich an und richtete mir aus, ich solle nach unten kommen. »Hier sind Leute, die nach Ihnen verlangen«, sagte er, ohne näher darauf einzugehen, wer nach mir fragte und vor allem, aus welchem

Grund. Ich spürte nur, dass es wirklich dringend zu sein schien. Als ich unten ankam, sah ich allerdings niemanden.

»Die Herren wollen vor dem Hotel mit Ihnen sprechen«, sagte der Rezeptionist. »Sie warten vor der Tür auf Sie.« Und dann schob er, vermutlich, weil er meinen irritierten Blick sah, noch hinterher, dass es vermutlich besser sei, wenn ich kurz rausgehen würde.

Also tat ich es und sah gleich, warum mein Kollege so verängstigt schien. Vor dem Hotel standen zwei in Schwarz gekleidete Männer. Ihre Schultern waren breiter als jeder Kleiderschrank, den ich je besessen hatte. Sie waren bis zum Hals tätowiert und hatten kahl geschorene Köpfe.

An ihnen war einfach alles massig. Der Kopf, der Körper, selbst ihre Fäuste waren nur allein aufgrund ihrer Größe schon beängstigend. Der Blick in ihren Augen, den ich suchte, um den Grad meiner Gefährdung besser einschätzen zu können, blieb wegen ihrer schwarzen Sonnenbrillen verwehrt.

»Du hast Schulden bei uns«, sagte der kleinere der beiden Riesen zu mir.

An seinen Fingern funkelten silberne Ringe mit Totenköpfen drauf. Hätte ich mich mehr mit Rockern ausgekannt, hätte ich womöglich anhand der Symbole, die beide auf ihren Kutten hatten, erfahren können, welches Standing sie hatten oder ob sie gewaltbereit waren, woran ich allerdings, auch ohne die Farben, Schriften und Symbole deuten zu können, keine Zweifel hatte.

»Ich kenne Sie gar nicht«, entgegnete ich trotzdem ruhig. Es war taghell. Ich stand vor einem Hotel, in das ständig Menschen rein- und rausgingen. Noch dazu war ich selbst groß und massig. Was sollten die zwei Gangster mir schon antun?

»Du kennst aber einen Puff, den wir auch gut kennen«, sagte nun der riesige Riese, während er in seiner Tasche nach etwas suchte.

Hoffentlich kein Schlagring, dachte ich.

Zu meiner großen Erleichterung war es der nicht – ebenso wenig eine Pistole oder ein Messer, sondern lediglich ein Bierdeckel, genauer gesagt, *mein* Bierdeckel.

»Du schuldest uns das Geld«, verkündeten die Rocker. »Nicht mehr dem Puff. Wir haben deine Schulden übernommen.«

Mit knapp 20.000 Mark stand ich, so in etwa wusste ich das, in der Kreide. So viel hatte ich in meiner Erinnerung vertrunken und verhurt.

»Ich kann das jetzt nicht zahlen«, sagte ich den beiden Bikern. »Ich muss es in Raten abstottern.«

»Du hast genau einen Monat«, sagte mir nun wieder der kleine Riese, ohne seine Stimmlage zu verändern. Er redete ruhig. Weder besonders schnell noch langsam. Seine Sätze waren kurz, aber prägnant.

Wahrscheinlich wusste er, dass sein gesamtes Erscheinungsbild auch so schon beängstigend genug war. Seine Worte erzielten offenbar auch stets so ihre Wirkung, ohne dass er etwas Bedrohliches in seine Stimme packen musste. Und so fügte er noch an, dass ich ihm und seinem Kollegen »im Übrigen nun 30.000 Mark« schulden würde.

Was für ein beschissener Zinssatz, dachte ich und musste – eigentlich völlig unpassend zur Situation – unweigerlich grinsen. Es war so absurd. Da stand ich, dick, aber in feinem Zwirn, vor zwei Rockern, die mir mal eben eine ganz neue Art der freien Marktwirtschaft erklärten. Selbst für mich, den früheren Fünfer-Schüler in Mathe, war klar, dass es sich hier um unverschämten Wucher handelte. Also fragte ich sie und klang dabei schon schnippisch: »Und was, wenn nicht? Erschießt ihr mich dann?«

Mir fiel wirklich nichts ein, womit mir die zwei ernsthaft Angst machen könnten. Ich glaubte nicht daran, dass sie mich gleich schlagen würden. Ich fürchtete auch nicht, dass sie, wie in schlechten Filmen, als Nächstes auf Foltermethoden zurückgreifen würden. Ich war blank. Mein Konto stand eigentlich immer nur direkt nach meinem Gehaltseingang im Plus. Die überwiegende Zeit bewegte es sich im eingeräumten Dispobereich. Also im Minus. Wobei mir das, ehrlich gesagt, keine Sorgen bereitete. Ich war jung und erfolgreich. Im Rekordtempo hatte ich die ersten Karrieresprossen erklommen. Ich verdiente mehr als die meisten anderen in meinem Alter. Mit jedem Jobwechsel hatte ich bisher mein Einkommen gesteigert. Meine Ausgaben für eine repräsentative Garderobe und eine entsprechende Uhr sah ich als Investition in mich selbst. Wenn die beiden Rocker also ihr Geld wiederhaben wollten, dann mussten sich mich in Ruhe lassen. Denn krankenhausreif geschlagen, sodass ich nicht arbeiten könnte, würde es niemals funktionieren, ihnen die 30.000 Mark zurückzuzahlen.

»Dich wollen wir nicht erschießen«, sagt nun der große Riese. Die beiden waren ein eingespieltes Team. Jeder wusste genau, wann er seinen Einsatz hatte. Sie mussten, dachte ich mir, dieses Theater schon mehrfach aufgeführt und mittlerweile perfektioniert haben.

Doch dann sagte der Kleinere etwas, das mich erstarren ließ. Zum ersten Mal, seit ich den beiden Bikern begegnet war, bekam ich es doch mit der Angst zu tun. »Wenn du in einem Monat nicht zahlst, besuchen wir deine Schwester. Die ist doch Kindergärtnerin in Wuppertal. Es wäre doch jammerschade, wenn wir sie in die Sache mit reinziehen müssten, oder?«

Dann drehten sie sich um und ließen mich stehen. Nach etwa fünf Metern hielten sie noch mal an, blickten über die Schultern und riefen: »Du hast ab heute genau vier Wochen Zeit.«

Kapitel 6
Immer mehr Lügen

In dem Dorf, von dem ich kam, war ich für viele ein klitzekleiner Star. Nicht, weil ich es wollte oder so auftrat, sondern weil der kleine Olaf es raus in die große weite Welt geschafft hatte. Weil man meinen Namen immer mal wieder in der Zeitung lesen konnte, wenn es besondere Events in unserem Hotel gab oder namhafte Prominente bei uns gastierten und gemeinsame Fotos von der Presse gemacht wurden.

Damals war die Welt auch viel weniger global als heute. Man reiste seltener. Amerika war nur ganz weit weg. Es war etwas Besonderes, einfach mal dienstlich dorthin zu fliegen.

Nach der Schule oder Ausbildung war der überwiegende Teil meiner Freunde in und um Wuppertal geblieben. Sie arbeiteten in benachbarten Betrieben, blieben ihrer Heimat treu, ihr Lebensradius hatte sich kaum vergrößert.

Dass jemand mal in Frankfurt, dann in Köln, später in München und anschließend in Dortmund lebte, war für die damalige Zeit einfach ungewöhnlich. Entsprechend wurde über mich, ohne dass ich es darauf angelegt hätte oder dazu selbst beigetragen hatte, mehr geredet als über andere.

Meist genoss ich das auch. Es fühlte sich gut an, ein klein bisschen außergewöhnlich zu sein. Aber nun, mit 30.000 Mark Schulden an den Hacken, bei meiner Haus- und Hofbank zum Bittsteller zu werden, war einfach nur deprimierend.

Mein Bankberater war in etwa im gleichen Alter wie ich. Er war allerdings, diese Information stand auch auf seinem Namensschildchen, noch Auszubildender. Wie wild klickte er auf seinem Computer, einem riesigen Kasten samt Tastatur mit dicken und schweren Tasten, herum und durchforschte meine Geld Ein- und Ausgänge. Die Eingänge mussten ihn, da war ich mir sicher, ein klein wenig überrascht haben. Die Höhe der Ausgänge, das sah ich an seinem Blick, irritierten ihn.

Wäre ich Bankberater, würde ich mir kein Geld geben, dachte ich und rutschte nur deshalb nicht weiter in meinem Stuhl runter, weil ich eingeklemmt zwischen den Lehnen war, sodass ich mich ohnehin nicht bewegen konnte. Hoffentlich denkt er nicht wie ich, dachte ich im nächsten Moment.

»Haben Sie irgendwelche Sicherheiten, die Sie uns anbieten können?«, fragte er mich. Natürlich musste ich verneinen.

Ich hatte rein gar nichts außer kein Geld und Puff-Verbindlichkeiten. Wobei ich ihm von Letzterem nichts sagte. Ich richtete den Fokus komplett auf den Verlauf meiner bisherigen Karriere. Erzählte ihm, wie ich es so schnell in so eine verantwortungsvolle Position geschafft hatte und dass mein aktueller Kontostand keineswegs auf ein maßloses Leben hindeuten würde, sondern einzig und allein dem geschuldet sei, dass ich in mich investieren würde, um schnell noch weiterzukommen und entsprechend noch mehr Geld zu verdienen.

Mit den 30.000 Mark, log ich, würde ich mit einem Freund ein Business aufziehen. »Wir haben einen Weg gefunden, günstig Poloshirts von Giorgio Armani über Topkontakte direkt vom Hersteller zu beziehen und diese in Deutschland mit großem Gewinn in Tennis- oder Golfclubs zu verkaufen«, erzählte ich. »Die Gewinnmarge ist riesig.«

In Zeiten, in denen die Idee vom Versandhandel über Amazon allenfalls im Kopf von Gründer Jeff Bezos war, konnte man so etwas behaupten. Tatsächlich kannte ich jemanden, der auf die von mir beschriebene Art versuchte, Geld zu verdienen. Ob er damit erfolgreich war, weiß ich nicht. Ich hatte jedenfalls rein gar nichts mit dieser Idee zu tun. Ich hatte keinen Businessplan, keine Präsentation, sondern nur mein Mundwerk, mit dem ich zum Glück nicht nur viel zu viel trank, sondern durchaus auch in der Lage war, kluge Gedanken zu formulieren.

Weil der Name Beck dank meines Vaters in Bankenkreisen rund um Wuppertal zudem durchaus positiv behaftet war, bekam ich das Geld.

Für die 30.000 Mark, die sie mir sofort gewährten, musste ich über die Gesamtlaufzeit knapp 50.000 zurückzahlen, verteilt auf zwei Kredite und abgesichert mit einer Altersvorsorge. Ich verpflichtete mich, monatlich tausend Mark zu begleichen. Die Rechnung ging, das kann ich schon mal verraten, nicht auf. Erst zweiundzwanzig Jahre später war ich schuldenfrei und so weit, nie wieder vom Dispo leben zu müssen.

Ins Bordell setzte ich nie wieder einen Schritt. Auch von Kokain ließ ich fortan wieder die Finger beziehungsweise die Nase. Ich bezahlte den Rockern die Kohle. Und stürzte mich wieder in die Arbeit. Nur vom Alkohol kam ich unverändert nicht los.

Eines Abends war Udo Jürgens bei uns im Hotel zu Gast. Sein Konzert in der Westfalenhalle war wie immer ausverkauft. Der Wiener Silbenjongleur, der Pulsfühler, besang nicht nur griechischen Wein und die Sehnsuchtsstadt New York, sondern er sang über Sorgen und Hoffnungen und vermittelte dabei ein Gefühl, dass man ihm jede Textzeile glaubte. Seine Texte hatten in meinen Augen mehr Tiefgang als jeder andere deutsche Schlager. Selbst das Banale in seinen Songs war gut und mehr Seelennahrung als nur bloße Unterhaltung.

Am Anfang begann er seine Konzerte mit Fliege und Einstecktuch, er war ein Entertainer der alten Schule. Am Ende schlüpfte er für die Zugabe in einen weißen Bademantel, sein Symbol an alle Fans, dass er für sie wirklich bis zur äußersten Verausgabung gegangen war, dass er wirklich alles gegeben hatte. So manch einer hätte lächerlich ausgesehen, doch Udo Jürgens hatte selbst in weißes Frottee gehüllt etwas Würdevolles, er hatte einfach Stil – als habe ihm Giorgio Armani persönlich den Bademantel auf den Körper geschneidert.

Meine Mama liebte Udo Jürgens. Sie liebte seine Auftritte im Fernsehen und seine Konzerte. Also machte ich etwas, was mir eigentlich widerstrebte: Noch vor seinem Konzert fragte ich Udo Jürgens, als er bei uns im Hotel saß, Zeitung las und einen Kaffee dabei trank, ob ich nach dem Auftritt seinen Bademantel für meine Mutter haben könne. »Sie ist so eine wunderbare Frau. Ich würde ihr gerne diese Überraschung bereiten.«

Und tatsächlich überreichte mir Udo Jürgens nach seinem Auftritt den von ihm getragenen, mit echtem Künstlerschweiß durchtränkten Bademantel samt unterschriebener Autogrammkarte. »Grüßen Sie Ihre Mutter unbekannterweise ganz lieb von mir«, sagte er. Und mein Herz schlug schneller.

Ich legte diesen Schatz, für mich war er das, weil ich ahnte, wie sehr ich meine Mutter damit verzücken würde, liebevoll zusammengefaltet auf den Beifahrersitz meines Wagens. Die Kordel nutzte ich wie ein Geschenkband, um den Bademantel zu verschnüren. Darunter schob ich die Autogrammkarte. Am darauffolgenden Wochenende plante ich die feierliche Übergabe.

Doch dann kam alles anders. Ich geriet auf dem Weg zur Arbeit in eine Verkehrskontrolle. Nur wenige Kilometer nach der Raststätte Kucksiepen wurde ich rausgewunken. Ich hatte gegessen und getrunken wie immer. Mein Mettbrötchen mit Salz, Pfeffer und Zwiebeln, dazu zwei kräftige Schlucke Wodka. Und hinterher hatte ich einen Apfel verdrückt und mein Fisherman's Friend gelutscht.

»Haben Sie getrunken?«, fragte mich der Polizist, der mich im gleichen Atemzug um meinen Führerschein und Fahrzeugschein bat.

»Nein«, entgegnete ich, während ich ihm die Dokumente aushändigte. Was hätte ich auch anderes sagen sollen? Ich mochte es nicht, zu lügen. Schon wieder zu lügen. Wie in der Bank, beim hilfsbereiten Bankberater, dem ich einen Kredit entlockte. Aber es ging nicht anders. Für Puff- und Rockerschulden hätte mir keine Bank der Welt Geld gegeben. Und hätte ich dem Polizisten wahrheitsgemäß geantwortet, wüsste er, dass ich seit Monaten mit einem dauerhaften Pegel im Auto saß. Damit wäre ich zwar ehrlich gewesen, aber auch ehrlich dumm.

Ich verfolgte im Rückspiegel, wie der Ordnungshüter in seinem Wagen Platz nahm und meine Daten ganz offensichtlich, er hatte das Funkgerät in der Hand, abglich. Es lag nichts gegen mich vor, ich war kein gesuchter Verbrecher und hatte mir auch sonst nichts zuschulden kommen lassen, wofür ich polizeilich gesucht wurde. Mein einziges Verbrechen, und dessen war ich mir sehr bewusst, war es, täglich andere Menschen im Straßenverkehr zu gefährden, weil ich unter Alkoholeinfluss ins Auto stieg.

Ich bat in Gedanken darum, nicht pusten zu müssen. Vielleicht wäre es besser gewesen, ihm zu sagen, dass ich gestern Abend getrunken hatte, um so möglichen Restalkohol zu erklären. So hätte ich wenigstens nicht gelogen.

Meine Gedanken rasten nur so hin und her. Unkontrolliert flogen sie durch meinen Kopf, so wie eine Flipperkugel, die im Automaten von einer Feder zur nächsten gefeuert wird.

Konnte der Polizist eigentlich, von da wo er gestanden hatte, die Flasche sehen?, fragte ich mich. War die Form nicht eindeutig zu erkennen, obwohl ich eine Zeitung drumgewickelt hatte?

Am liebsten hätte ich mich ruckartig umgedreht und unter den Sitz gegriffen. Aber jede Bewegung hätte mich verraten und wahrscheinlich bei der Polizistin, die immer noch neben meinem Wagen stand und mich bewachte, zu einem schnellen und beherzten Griff an ihre Waffe geführt.

Mein Herz begann schneller zu schlagen. Bis zum Hals hinauf spürte ich das Pochen. Bitte jetzt keine Panikattacke. Nicht jetzt. Nicht hier. Nicht vor der Polizei.

Noch immer stand auf der Anzeige auf dem Dach des Polizeifahrzeugs in roten Leuchtbuchstaben das Wort »Stopp«. Es war spiegelverkehrt geschrieben, sodass ich es durch den Innenspiegel lesen konnte. Die Buchstaben brüllten mich voller Hohn an. Ihre Farbe war so aggressiv. Manchmal gab es Sekundenbruchteile, in denen ich mir einbildete, dass sich der Text im Display der Polizei veränderte und dort nun stand: »Erwischt, du Säufer!« Oder: »Endlich haben wir dich!«

Ich sah, wie der Polizist aus dem Auto stieg und sich wieder auf mich zu bewegte.

Mit jedem Schritt näher wurden meine Hände schwitziger.

Ich konnte nicht genau erkennen, ob er ein Alkoholmessgerät dabeihatte. Aber vielleicht lassen sie mir ja auch gleich Blut abnehmen, um ganz sicher zu sein, dachte ich, wodurch ich noch nervöser wurde.

Als der Polizist an meine Scheibe klopfen wollte, schlug er ins Leere. Ich hatte das Fenster auf der Fahrerseite während der gesamten Wartezeit nicht geschlossen. In einem geschlossenen Raum würde man, vermutete ich, eher meine Alkoholausdünstungen riechen. Das war zwar bisher auch sonst nie vorkommen, also weder während anderen Autofahrten noch in meinem Büro, aber ich konnte in dieser Situation einfach nicht mehr klar denken. Nie zuvor war ich so kurz davor aufzufliegen.

»Es ist alles in Ordnung«, sagte der Polizist, als er mir meine Papiere zurückgab. »Danke für Ihre Kooperation. Gute Fahrt.«

Ich konnte mein Glück nicht fassen. Ich musste nicht pusten. Sie ließen mich einfach weiterfahren. Sie ließen mich, obwohl sie mich schon beinah hatten, entkommen. Sie glaubten meiner Lüge.

»Fahr jetzt los«, schrie mich mein Gehirn an. »Fahr jetzt endlich unauffällig los.«

Ich startete meinen Wagen und hatte größte Mühe, ihn vor Aufregung beim Anfahren nicht abzuwürgen oder sonst wie aufzufallen. Dann verschwand ich im Verkehrsgetümmel auf der Autobahn, lenkte das Fahrzeug allerdings bereits an der nächsten Abfahrt wieder raus und hielt versteckt in einem Waldweg.

Ich musste raus aus dem Auto. Raus aus der Enge. Ein paar Schritte gehen. Und ich musste erst recht als Erstes etwas trinken. Ich setzte die Flasche an und kippte einen dicken Schluck. Dann ließ ich mich auf den Fahrersitz sinken und begann jämmerlich zu weinen.

Was war ich nur für ein Arschloch? Was war ich für ein schlechter, egoistischer Idiot? Jeden Tag gefährdete ich unschuldige Menschen, sehr wahrscheinlich auch Kinder, die fröhlich glucksend in ihren Kindersitzen hockten und mit ihren Eltern darauf vertrauten, sicher am Ziel anzukommen. Was, wenn ich sie aus dem Leben reißen würde, weil ich, gehemmt vom Alkohol, zu spät bremsen würde? Oder sie ramme, weil ich die Kontrolle über den Wagen verliere? »Du bist so eine erbärmliche Schande«, sagte ich zu mir selbst.

Plötzlich merkte ich, wie ich Druck im Magen bekam. Von der einen auf die andere Sekunde sammelte sich eine Energie in mir, sodass es wie bei einem Geysir explosionsartig aus mir heraussprudelte – nur eben kein Gemisch aus Dampf und Wasser.

Um nicht mein ganzes Auto vollzuspucken, griff ich reflexartig nach dem Erstbesten, was mir in die Finger kam, und hielt es mir vor den Mund. Ich kotzte mir den gesamten Mageninhalt raus. Alles hinein in den von Udo Jürgens getragenen Bademantel.

Kapitel 7
Vollgekotztes Frottee

An den Wänden meiner Wohnung hängen drei große Bilder. Jeweils ein Meter fünfzig mal zwei Meter groß. Es sind Schwarz-Weiß-Drucke, edel gerahmt, absolute Hingucker. Es sind provokante Werke, die mit ihrer dargestellten Sinnlichkeit und Intimität Fantasien beflügeln.

Nackte Ästhetik, fotografiert und inszeniert von Helmut Newton. Er hielt mit seinen Werken, so habe ich es zumindest empfunden, der Gesellschaft auch einen Spiegel vor. Für Frauen war es etwas Besonderes, von Newton dargestellt zu werden. Jedes Bild war andersartig und erinnerungswürdig. Es zeigte starke Frauen, die keine Haute Couture brauchten. So verkaufte er Sex und gleichzeitig unerreichbaren Glamour, manchmal wurden ihm ungeheuerliche Fantasien unterstellt.

Ich bewunderte die Frauen dafür, sich ihm gegenüber und damit der ganzen Welt so frei zu zeigen. Ich verehrte ihn dafür, dass er das Vertrauen der Models gewann, und liebte den Ausdruck und die Sprache seiner Bilder. Es war Kunst, keine Pornografie. Die Bilder zogen die Blicke meiner Besucher, egal ob es Männer oder Frauen waren, an. Vereinzelt wurden sie als zu gewagt bezeichnet, ich fand sie einfach nur schön.

Meine Wohnung war aufgeräumt. Gemütlich, aber eher minimalistisch. Schubladen als Schamgebiet gab es bei mir nicht. Kein Eckschrank quoll vor Plastikschüsseln oder sinnlos reingestopften Dingen über, im Kühlschrank standen auch in der hintersten Ecke keine vergessenen Soßen, die ein Eigenleben entwickeln könnten.

Ich liebte die Ordnung, das Akkurate, ob in meinen Koffern, mit denen ich unterwegs war, oder in meiner Wohnung und meinen Kleiderschränken. Die Hemden waren farblich sortiert. Ganz links die weißen, rechts hingen die schwarzen.

Ich hatte mir eine Designerlampe gegönnt. Es gab Formen, deren Anblick ich genießen konnte. So wie das Design meines Autos oder das meines Zifferblatts der Rolex, die ich verschenkt hatte. Ich umgab mich gerne mit schönen Dingen, mit Blickfängen fürs Auge. Darauf legte ich auch in den Hotels, in denen ich arbeitete, stets großen Wert.

Ich konnte mich eigentlich in meiner Wohnung ziemlich wohlfühlen, auch ein bisschen stolz auf mein kleines Zuhause sein, das ich so liebevoll eingerichtet hatte. Doch der Hauch von Schönheit und Eleganz verblasste jedes Mal, sobald mir mein eigenes Spiegelbild wieder bewusst wurde.

Ich war der störende Schönheitsfehler, der nicht in diese Welt passte. Meine Lampe konnte ein noch so anspruchsvolles Design haben, wenn meine Form so gar nicht ästhetisch war.

An mir war rein gar nichts mehr schön. Je betrunkener ich war, desto höher war auch mein Kontrollverlust vor dem Kühlschrank. Ich aß nicht mehr, sondern stopfte mich hemmungslos voll. Ich war wie ein Schaufelbagger, kippte alles Essbare in mich hinein, meist fettiges, süßes oder salziges Zeug.

Selbst Helmut Newton, diesem kreativen Mann, wäre es nicht gelungen, mich ästhetisch aussehen zu lassen, außer vielleicht er hätte meine Wampe von fünf bis zehn Models verdecken lassen. Seine Fotos waren oft doppeldeutig, ich war doppelt oder dreifach gewichtig.

Mittlerweile schämte ich mich nur noch. Ich schämte mich, wenn ich den Rastplatz Kucksiepen ansteuerte. Ich schämte mich, wenn ich den Wodka kaufte, und vor allem, wenn ich ihn trank. Ich schämte mich, wenn ich den Zündschlüssel umdrehte und wieder auf die Autobahn fuhr. Ich schämte mich, wenn ich am Hals, Rücken und an der Stirn zu schwitzen begann, nur weil ich meinem Körper ein klein wenig Bewegung zumutete. Und ich schämte mich, dass ich mich trotz meiner Größe und Masse von diesem undefinierten Scheißdreck in meinem Hirn so einschüchtern ließ, dass meine Angst vor einer Panikattacke mein Leben zerstörte.

Ich befand mich in einer Abwärtsspirale, die mich unaufhaltsam nach unten zog. Nüchtern war ich mittlerweile so gut wie gar nicht mehr. Nur der Stand meines Pegels änderte sich. So ganz genau kann ich es nicht beschwören, ob alles, woran ich eine mich zu erinnern, wirklich exakt so stattgefunden hat. Es kann sein, dass ich manchmal zu besoffen war, um meine Umwelt so wahrzunehmen, wie sie tatsächlich war. Mal war ich wie sediert vom Alkohol, mal spülte ich mit jedem Schluck von etwas Hochprozentigem negative Gedanken weg. Es kotzte mich an, ständig voll zu sein. Aber die Angst, was mein Kopf und Körper bei Nüchternheit mit mir machen würden, war zu groß.

Mittlerweile hinterließ mein Gewicht Spuren in meiner Wohnung. In meinem stylishen Sofa hatte sich eine Kuhle an der Stelle gebildet, an der ich immer saß. Die Polsterung war so sehr unter meinem Gewicht zusammengepresst worden, dass sie nicht mehr ihre Ursprungsform annahm. Weil ich außerdem immer Schwung benötigte, um überhaupt wieder hochzukommen, war der Bezug an den Stellen, an denen meine Beine waren und ich mit den Händen zusätzlich nachhalf, bereits abgewetzt.

Mit meiner Freundin lief mittlerweile gar nichts mehr im Bett. Wahrscheinlich, sie hat es nie gesagt, ekelte sie sich vor mir. Was ich total verstanden hätte. Charakterlich war ich noch immer der gleiche, lustige, eloquente und schlagfertige Kerl, mit dem man vielschichtig und abwechslungsreich reden konnte. Ich war auch immer noch unternehmungslustig, auch wenn es mich nervte, seit meiner zahlreichen zusätzlichen Kilos derartig schnell und stark zu schwitzen.

Der Alkohol machte mich weder aggressiv, noch ließ er mich albern werden. Mein Wesen veränderte er so gut wie gar nicht, außer, dass er mir die Angst vor der Angst nahm. Ansonsten muss ich aber so ziemlich der Alte geblieben sein, schließlich registrierten weder meine Eltern noch meine Geschwister noch meine Arbeitskollegen, dass ich Alkoholprobleme hatte.

Ich war häufiger an dem Punkt, an dem ich etwas ändern wollte. An dem ich mir vornahm, mich meinem Dämon zu stellen. Aber mir fehlte der Mut, tatsächlich etwas zu tun.

Wenn ich in den Entzug gehe, redete ich mir ein, bin ich am unteren Ende der Gesellschaft angekommen. Dann betrete ich die Hölle. Im Entzug sind nur Menschen, da war ich mir sicher, die die Gosse ausgespuckt hatte. Dreckige Säufer, Junkies, finstere Gestalten, die mit dem guten Leben schon lange nichts mehr zu tun hatten. Im Entzug würde ich auf Personen treffen, mit denen ich nichts zu tun haben wollte.

Doch an dem Abend, an dem ich Udo Jürgens' Bademantel entsorgte, verfestigte sich erstmals in meinem Kopf der Gedanke, dass ich wirklich etwas unternehmen musste. Es fiel mir so viel schwerer, dieses besudelte, weiße Stück Stoff wegzuwerfen als jede Flasche Wodka, die ich leer gesoffen hatte.

Der Bademantel war ein Mitbringsel aus dem schönen, repräsentativen, illustren Teil meines Lebens. Er war wie ein Beweismittel, wie weit ich es gebracht hatte. Ich hatte ihn nicht zufällig bekommen, wie ein Fußballtrikot, das nach einem Spiel wahllos, im Rausch der Emotionen, vom Leib des Spielers gerissen und anschließend in die Menge geschleudert worden war. Sondern Udo Jürgens, der in »meinem« Hotel wohnte, mich mit meinem Namen ansprach, hatte ihn mir persönlich überreicht, in dem Wissen, dass er für meine Mutter war.

Der Bademantel war ein Symbol für meine Fünf-Sterne-Welt, deren Etikette ich perfekt beherrschte und in der es mir mit einem Team gelang, die höchsten Ansprüche zu befriedigen. Der Bademantel war so weiß wie die Servietten, die mich der Maître d'hôtel während meiner Ausbildung hatte brechen lassen. Er war so weiß wie die gestärkten Hemden, die ich trug. Er war so weiß wie mein Sommeranzug, den ich während meiner Zeit bei der Marine voller Stolz getragen hatte.

Nach außen war meine Welt also weiß, so rein, so elegant. Innen drin war sie wie der Kotzfleck.

Und nun hatte ich dieses Symbol meiner äußeren Welt, mit dem ich meiner Mutter eine Freude machen wollte, verschandelt. Der weiße Glanz war nicht mehr vollständig aufrechtzuerhalten. Denn egal wie sehr ich mich auch bemühte, vollständig verschwinden wollte dieser Fleck der Schande einfach nicht. Ich rieb und rubbelte, nutze kaltes und warmes Wasser, versuchte es mithilfe von Essig, Rasierschaum und Backpulver. Erst wollte die Mischung meines Erbrochenen nicht verschwinden, dann veränderte sich der Weißton und erhielt einen gräulichen Stich. Darüber hinaus war der Bademantel an dieser Stelle nicht mehr so flauschig wie zuvor.

Nachdem ich ihn auch noch in die Waschmaschine gesteckt hatte, war schließlich das letzte bisschen Udo-Jürgens-Geruch verschwunden, sodass es keinen Sinn mehr machte, ihn meiner Mutter zu überreichen.

Ich beschloss, trotz meiner Angst vor der Hölle, einen Entzug zu wagen. Es konnte nicht mehr so weitergehen. Ich musste raus aus dieser Spirale. Irgendwie. Auch wenn es bedeutete, dass zumindest ein paar Menschen mitbekämen, dass ich Probleme hatte. Meine Welt, die von außen so schön schien, würde ein paar Risse bekommen. Wobei ich beschloss, meinen Arbeitgebern gegenüber rein gar nichts davon zu erzählen. Was ging es sie auch an. Ich machte meinen Job schließlich gut, war immer da, lebte immer vollen

Einsatz vor und erreichte die erwarteten Ziele. Ich hatte so viele Urlaubstage angesammelt und zusätzlich Überstunden aufgebaut, dass ich mir unauffällig vier Wochen lang freinehmen konnte. »Ich brauch ein bisschen Urlaub«, sagte ich, und weil ich nie zuvor lange gefehlt hatte, war es auch kein Problem, und niemand schöpfte Verdacht.

Nur meiner Freundin musste ich zwangsläufig die Wahrheit sagen. Wie hätte ich ihr ein mehrwöchiges Verschwinden sonst plausibel erklären sollen? Also nahm ich all meinen Mut zusammen und beichtete ihr, aufgrund meiner Angst vor Panikattacken zu trinken.

Ich erklärte ihr Monate später, was wirklich am Flughafen Amsterdam passiert war, von meinem Aussetzer im Flugzeug und meiner unfreiwilligen Rückreise mit der Bahn. Damals hatte ich ihr etwas von Flugausfällen erzählt, wegen denen ich aufs Gleis hatte umsteigen müssen.

Ich beschloss, meinen Eltern nichts zu sagen. Ich wollte sie nicht beunruhigen. Ich wollte nicht der Sohn sein, der seinen Eltern Kummer bereitet. Warum sollte ich sie jetzt noch erschrecken, wo ich auf dem richtigen Weg war, kurz davor, wieder der alte Olaf zu werden. Ich würde den Entzug machen, dem Alkohol entkommen und meine Eltern weiter stolz machen als erfolgreicher Hotelmanager, der es geschafft hatte. Und einen neuen Bademantel würde ich irgendwie auch bekommen. Udo Jürgens war gerade mal Anfang sechzig.

Meine Freundin nahm meine Beichte überraschend stark entgegen. Sie schrie nicht. Sie weinte nicht. Sie machte mir nicht mal den geringsten Vorwurf. Außerdem entschied sie sich, ohne mit mir darüber gesprochen zu haben, meinen Vater zu informieren und ihn über mein Vorhaben in Kenntnis zu setzen. Als der Tag schließlich da war, kündigte meine Freundin mir mittags an, dass mich mein Vater in den Entzug bringen werde. »Er kommt gleich«, sagte sie mir. Ich war nur froh, dass sie das eingefädelt hatte.

Kapitel 8
Scheißtage

Es konnte doch einfach nicht wahr sein. Bereits nach vierunddreißig Minuten lagen meine Dortmunder zurück. Ausgerechnet Niko Kovač hatte getroffen. Ein Defensivspieler, der mit fünfundzwanzig Jahren überhaupt erst sein erstes Bundesligator gemacht hatte. Der hatte nun wirklich keinen eingebauten Torriecher. Doch eine gute Aktion von Erik Meijer reichte, und schon schob Kovač die Kugel an Stefan Klos vorbei.

0:1 gegen Leverkusen. Und das, obwohl Ulf Kirsten, Bayers bester Stürmer, sich gleich zu Spielbeginn verletzt hatte. Genervt sackte ich vorm Fernseher zusammen. Was für ein Scheißtag.

Wenig später erhöhte Wolfgang Feiersinger per Eigentor für Leverkusen. Dass Andreas Möller kurz vor Schluss noch den 1:3-Anschlusstreffer erzielte, half auch nicht mehr.

Der Nachmittag war gelaufen. Ich hasste es, wenn meine Dortmunder verloren. Und noch mehr hasste ich es, dass die Bayern einen Sieg nach dem nächsten einfuhren – mit »unserem« Trainer, Ottmar Hitzfeld, der die Seiten gewechselt hatte. Was für ein Scheißtag.

Es klingelte. Mein Vater stand in der Tür. Normalerweise hätten wir jetzt über Dortmund diskutiert und das Spiel bis in die tiefsten Tiefen analysiert, soweit es unser oberflächliches Wissen zuließ. Wir hätten uns, wie man das als Fan halt so macht, an Michael Skibbe abgearbeitet, der uns als Dortmund-Trainer noch nicht überzeugt hatte. Wir hätten mit Sicherheit, jedenfalls nicht nach diesem Spieltag, kein gutes

Haar an Heiko Herrlich gelassen, der in der Saison noch keinen Treffer erzielt hatte.

Aber heute war nichts normal. Es war ein Scheißtag. Und das lag nicht an der Niederlage der Borussia.

Papa war kein Umarmer. Es war nie derjenige gewesen, der die ganz große körperliche Nähe zu mir, aber genauso wenig zu meinen Geschwistern, gesucht hatte. Das hatte überhaupt nichts mit unserer Beziehung zu tun, die vollkommen intakt war. Papa war halt einfach nicht der Typ, der mich oft und innig in den Arm nahm.

Als er nun aber vor der Tür stand und mich sah, senkte er den Blick, machte einen Schritt auf mich zu und zog mich fest an sich. Er umklammerte mich mit einem Griff, den ich nicht so ohne Weiteres hätte lösen können. Obwohl ich mindestens doppelt so schwer war wie er, hatte ich das Gefühl, dass er mich in diesem Moment stützen könnte. Er hätte mich auffangen können, so stark war Papa.

Es tat gut, ihn so nah bei mir zu spüren. Ich glaube, dass es dieses Urvertrauen nur zwischen Vätern und Söhnen geben kann. Zuvor ist es mir allerdings nie so bewusst geworden.

Papa sagte nichts. Zumindest kann ich mich an keinen Satz von ihm erinnern. Nur an diese feste Umarmung, an die erinnere ich mich ganz genau, weil er mir unausgesprochen vermittelte: »Ich bin für dich da, mein Sohn. Ich stehe zu dir. Ich lass dich nicht fallen.«

Dann ließ er mich los und übergab mir einen Briefumschlag mit Geld. Papa gab mir immer Geld, wenn er ahnte, dass es finanziell eng bei mir sein könnte. Ich hatte mich ihm nie anvertraut, dass ich wegen der Rocker und meiner Puff-Dummheit Schulden hatte. Dass ich über meinen Möglichkeiten lebte, hätte er mit gesundem Menschenverstand erahnen können.

»Ich kann dich da nicht hinfahren«, sagte er plötzlich. »Ich schaffe das nicht. Es tut mir leid, Olaf.« Die Kraft, mit der er mich gerade noch gehalten hatte, war wie weggewischt. Binnen weniger Sekunden verwandelte sich mein Vater vom kräftigen Mann zu einem zerbrechlichen Männchen. Er zerfiel regelrecht. So wie Vampire in Kinofilmen, wenn sie von einem Strahl Tageslicht getroffen werden. »Ich pack das nicht«, sagte er noch einmal, während er sein Gesicht hinter seinen Händen versteckte, wahrscheinlich, damit ich nicht mit ansehen musste, wie er weinte.

Papas Schultern hingen kraftlos nach unten. Sein Kopf war gesenkt. »Pass auf dich auf«, sagte er noch, so leise, dass ich es kaum verstand, weil in ihm gar keine Kraft mehr war. Dann drehte er sich um und stieg langsam die Treppe hinunter.

Es zerriss mich, meinen Vater so zu sehen. Was hatte ich ihm nur angetan? Wie hatte ich es nur zulassen können, Menschen, die mich liebten, in diese Verzweiflung zu treiben?

Ich wollte ihm hinterhergehen. Ihn in den Arm nehmen. Ihn halten und ihm versprechen, dass er sich keine Sorgen machen müsse. Papa sollte doch stolz auf mich sein, nicht meinetwegen Angst haben. Aber ich konnte keinen Fuß vor den anderen setzen. Regungslos stand ich im Flur, blickte meinem Vater hinterher, wie er im Zeitlupentempo die Treppe hinabstieg.

An der Wand strahlten die perfekten Newton-Frauen. Davor stand ich, irgendwie wie eine Persiflage. Sie schön und schlank. Ich dick und zunehmend unattraktiver. Sie diszipliniert und asketisch. Ich verängstigt, versoffen und verfressen. Was für ein Scheißtag.

»Komm, ich bring dich«, sagte meine Freundin. Sie hatte meine Tasche, die ich fein säuberlich gepackt hatte, in der Hand und reichte mir meine Jacke. »Wir müssen jetzt wirklich los.«

Die Treppenstufen ächzten bei jedem einzelnen meiner Schritte unter meinem Gewicht. Am liebsten wäre ich stehen geblieben, hätte kehrtgemacht und mich zurück in die Wohnung verfrachtet.

Ich wollte nicht dahin. In diesen Entzug, für den ich mich ja bereits entschieden hatte. Mein Verstand schrie »Ja« und bettelte mich an, meinen Entschluss nicht zu revidieren. Doch in meinem Kopf fand ein Kampf statt, der mich anstrengte.

In mir tobte es. Während der Verstand eindeutig »Ja« zum Entzug sagte, sträubte sich irgendetwas anderes in mir. Es war, als wenn zwei Boxer auf der Pressekonferenz vor einem Kampf verbal aufeinander losgehen. So ähnlich fühlte es sich jedenfalls an.

Irgendetwas, ich kann es leider nicht klarer definieren, sagte »Los« und »Tu es«. »Du brauchst diesen Entzug. Hab keine Angst.« Doch irgendein anderer Bereich meines Hirns konterte mit irrationalem Scheiß, der mir Angst machte.

Ich musste an Anthony Hopkins denken, wie er in *Das Schweigen der Lämmer*, ein Film, der damals in aller Munde war, als Dr. Hannibal Lecter Jodie Foster das Fürchten lehrte. Ich stellte mir vor, dass die Entzugsklinik, in die ich mich aufmachen wollte, so war wie der Bau, in dem der kannibalistische Serienmörder im Film weggesperrt war. Ich musste an diese langen, kahlen, beängstigenden Flure denken. Und an den ständig wiederholten Hinweis an die FBI-Kommissarin, bloß nicht zu nah an die Zelle von Lecter zu treten.

Ich erinnerte mich an Hände, die durch die Gitterstäbe gereckt wurden. Sie gehörten zu schrecklichen Kreaturen, die teils nackt, verwahrlost und wirr waren, mit Blut und Sperma besudelt.

Auf was für Menschen würde ich, fragte ich mich, in der Klinik treffen?

»Gedächtnis ist das, was ich statt einer Aussicht habe«, sagte Hannibal Lecter, als er mit Foster alias Clarice Starling über die Zeichnungen in seiner Zelle sprach, er hatte die Kathedrale von Florenz aus der Erinnerung gemalt.

Würde ich wohl ein Zimmer mit Fenstern haben?

Würde ich überhaupt einfach so aus meinem Zimmer spazieren können? Oder würde man mich wegsperren?

Meine Freundin zog mich mit festem Griff hinter sich her. Obwohl sie viel weniger wog als ich, gelang es ihr, mich bis zum Auto zu ziehen und irgendwie reinzustopfen. Dann fuhr sie los.

Die Leute starrten uns an. Verfolgten mit ihren Blicken das Auto, in dem der dicke versoffene und abgestürzter Hotelmanager hockte. Zumindest bildete ich mir genau das ein. Ich fantasierte mir irgendetwas zurecht, versuchte daher, jeglichem Blickkontakt auszuweichen und in den Fußraum vor mir zu schauen, was natürlich nichts besser machte.

»Halt an«, schrie ich meine Freundin an. »Halt sofort an. Ich muss hier raus.«

Sie ignorierte meine Bitte und lenkte den Wagen unaufgeregt weiter in Richtung Langenfeld.

»Bitte«, flehte ich sie weiter an. »Halt wenigstens kurz dort an der Tankstelle. Ich muss was trinken. Bitte. Ich hau auch nicht ab.«

Ich versprach ihr noch zwei weitere Male, wirklich nicht zu fliehen, sondern mir lediglich etwas zu trinken zu holen. »In zwei Minuten bin ich wieder hier.« Dann hatte sie endlich Erbarmen und steuerte den Wagen an die Shell-Tankstelle. Ich wuchtete mich aus dem Auto und stapfte direkt in den Shop ans Kühlregal. Dort schnappte ich mir eine Flasche Wodka.

Nüchtern würde ich die Fahrt nicht überstehen. Gar keine Chance. Ich spürte, wie mein Körper nach Alkohol schrie. »Jetzt trink endlich«, forderte er mich auf. »Gib mir Stoff!« Noch ehe ich die Tankstelle verlassen hatte, setzte ich die Flasche mit der weißen Schrift auf dem blauen Etikett an. Ich

nahm drei kräftige Schlucke, während ich durch die Schiebe-
tür nach draußen trat und direkt ins Blickfeld meiner Freundin lief. Sie schüttelte nur mit dem Kopf.

Ich soff auf dem Weg in den Entzug. Mit jedem Kilometer,
den wir uns der Klinik näherten, hatte ich die Flasche mehr
geleert. Ich schüttete wesentlich größere Mengen des Hoch-
prozentigen in mich hinein als morgens vor meinem Dienst-
antritt. Ich trank intensiver als vor aufkommenden Panikattacken. Ich war völlig enthemmt.

Meine Freundin sagte nichts. Sie fuhr. Dabei weinte sie geräuschlos. Sie war eine so wunderschöne Frau. Selbst jetzt,
in der größten Traurigkeit, während ihr die Tränen das Gesicht runterkullerten, war sie schön.

Ich musste daran denken, wie wir uns kennengelernt hatten. Vor über fünf Jahren. Ich hatte sie bei einem Event, der
Sales Convention, in Amsterdam getroffen. Die hochran-
gigsten Vertreter der Hotellerie waren dort, selbstverständlich auch meine Vorgesetzten, aber ich hatte nur Augen für
diese Frau. Sie war engelsgleich, einfach nur hinreißend. Als
der DJ bei einer Abendveranstaltung die Scorpions auflegte,
die von »Magic of the moment« in ihrem Song »Wind of
change« sangen, schnappte ich mir die blonde Schönheit,
zog sie auf die Tanzfläche und tanzte mit ihr – so schlecht,
aber leidenschaftlich und clownesk, wie ich nun einmal tanzen konnte. Es schreckte sie immerhin nicht ab, im Gegenteil, wir wurden ein Paar, das gemeinsam und hoffnungs-
voll durchs Leben ging. Wir entwickelten gemeinsame Pläne.
Träumten von einer unbeschwerten Zukunft. Panikattacken
gab es zu der Zeit, als wir zusammenkamen, noch nicht. Genauso wenig wie Wodkaflaschen, die in Zeitungspapier eingewickelt und unter meinem Beifahrersitz versteckt waren.

»The future's in the air. Can feel it everywhere. I'm blo-
wing with the wind of change«, heißt es im Liedtext der Scorpions. Ich brauchte ganz dringend den »Wind of change«,

um mein Leben wieder in den Griff zu bekommen und meine Beziehung zu retten. Warum war sie überhaupt noch bei mir?, fragte ich mich. Ich hatte sie belogen. Ich hatte sie hintergangen. Ich hatte sie enttäuscht. Ich war kein attraktiver Mann mehr, an dessen starken Schultern eine Frau sich abends gerne lehnte, sondern ein Fetti, der dringend Hilfe benötigte.

Mittlerweile fuhren wir am Wildauer See vorbei. Nur noch eine Abfahrt, dann würden wir die Klinik erreichen. Ich nahm die Flasche und setzte noch einmal zu einem kräftigen Schluck an. Mehr als einen halben Liter Wodka hatte ich in den vergangenen zwanzig Minuten in mich hineingeschüttet.

Die Entzugsklinik lag vor einer parkähnlichen Grünanlage. Hochgewachsene, alte Bäume umrandeten das rote Klinkerhaus mit dem Spitzdach. Glücklicherweise schien die Sonne und umspielte die Blätter und das Gebäude, sodass alles farbenfroh und weniger bedrohlich wirkte – und kaum etwas von der Anstalt hatte, in der beim *Das Schweigen der Lämmer* die Bestien weggesperrt waren.

»Ich liebe dich«, sagte ich zu meiner Freundin. »Ich liebe dich mehr, als du dir vorstellen kannst. Danke, dass du mich gefahren hast. Bitte warte auf mich. Es wird wieder alles gut. Das verspreche ich dir.« Sie versuchte, mir ein Lächeln zu schenken. Doch obwohl man weniger Muskeln fürs Lachen benötigt als zum finster Dreinschauen, gelang es ihr nicht richtig.

Vier Stufen musste ich überwinden, um in die Klinik zu gelangen. Die besten Hochspringer der Welt schaffen es, über eine Stange in 2,45 Metern zu fliegen. Mir bereiteten diese höchstens achtzig Zentimeter Gesamthöhe massive Probleme. Erst mit dem Druck meiner Freundin, die mich sanft von hinten schob, gelang es mir, in die Klinik hineinzugehen.

Dort wurde zunächst einmal mein Gepäck gefilzt. Und ich auch. Selbst mein Waschbeutel wurde auf versteckten Alkohol hin untersucht. »Wir müssen leider auch ihr Parfüm auskippen«, sagte ein Pfleger, der sehr nett war. »Auf der Suche nach Alkohol kommt es durchaus vor, dass Patienten im Entzug in ihrer Verzweiflung ihr Duftwasser trinken«, erklärter er mir. Später erzählte mir tatsächlich ein anderer Patient, er habe lieber billiges Parfüm getrunken, eine Mischung mit Kräutern, als hochwertige Sachen. Die schmecken seifiger, behauptete er.

Mein Parfüm landete also im Waschbecken des Bads, das an mein Zimmer angrenzte. Ich roch die gewohnte Mischung aus Rosmarin und Minze, Lavendel, Sandelholz und Zedern, mit der ich mich seit vielen Jahren parfümierte, zuletzt immer ein bisschen stärker, um meinen Alkoholgeruch zu übertünchen. Es war der letzte angenehme Geruch für viele, viele Tage.

Eine Ärztin kam und füllte mit mir einen Anamnesebogen aus. Dann klärte sie mich darüber auf, was mich die nächsten Tage erwarten würde. Sie fragte, ob ich vor Kurzem getrunken hätte, und als ich bejahte, verurteilte sie mich zu meiner Überraschung nicht, sondern sagte aufmunternd: »Nicht schlimm. Dafür sind wir ja da.« Das machte mir ein bisschen Mut, ein ganz, ganz kleines bisschen zumindest.

Doch dann tat sich die Hölle auf Erden auf. Denn ich begann zu denken. Ich fing an mich zu fragen, wie tief mein Alkoholpegel fallen müsse, bis mich die erste Panikattacke niederringen würde.

Wer Alkohol in höheren Dosen trinkt, lernte ich später, verringert die allgemeine Aktivität des Gehirns. Regelmäßig große Mengen an Alkohol kann zu einem Ungleichgewicht zwischen aktivierenden und hemmenden Nervenbahnen führen. Wenn dann der Alkoholkonsum eingestellt wird, kommt es zu einer Überaktivierung des Gehirns. Nachdem der Alkohol also bislang auf die Bremse gedrückt hat, so beschreibt es die Literatur, gibt das Gehirn nun ungebremst Vollgas. Das führe zu typischen Entzugssymptomen.

Seit sieben Jahren wurde mein Gehirn verlangsamt. Zunächst mit einem zaghaften Tritt auf die Bremse. Dann wurde der Tritt immer stärker und stärker. Wie viele Tausende Liter Bier hatte ich wohl getrunken?, fragte ich mich. Und wie viele Hunderte Liter Wodka in mich hineingeschüttet? Wie langsam mussten meine Mühlen gemahlen haben?

Ich stellte mir vor, wie meine Gedanken wie an eine Fußfessel gelegt waren, die sie verlangsamte. Und ich bekam panische Angst davor, was in meinem Kopf passieren würde, sobald die Bremse gelöst war und meine Gedanken endlich wieder in Höchstgeschwindigkeit rasen konnten.

Aus irgendeinem Nachbarzimmer hörte ich Schreie. Und ein Gehämmer gegen die Wand. Mal war es eher ein Flehen, der Unbekannte bettelte um Hilfe. Dann drohte er – wem auch immer.

Jemanden schreien zu hören, vor allem, ohne die Ursache zu kennen, ist schrecklich. Mein völlig aus dem Takt geratenes Gehirn stellte die absurdesten Vermutungen an. Waren die Ärzte und Pfleger doch nicht so nett und hilfsbereit, wie sie vorhin auf mich gewirkt hatten? Führten sie womöglich selbst etwas Böses im Schilde?

»Wer mit Ungeheuern kämpft, mag zusehen, dass er nicht dabei zum Ungeheuer wird«, hatte Friedrich Nietzsche, der Philosoph, einmal gesagt. »Und wenn du lange in einen Abgrund blickst, blickt der Abgrund auch in dich hinein.«

Hatte ich mich nach all dem Alkoholkonsum eigentlich bereits selbst in ein Ungeheuer verwandelt? Stand ich am Abgrund, oder befand ich mich womöglich schon im freien Fall, war kurz vor dem Aufschlag, bei dem ich zerschmettert würde? Würden mir die Pfleger wirklich helfen können? Oder hatten sie Spaß daran, mich noch mehr zu quälen?

Natürlich war vor allem der letzte Gedanke völliger Blödsinn. Natürlich wollte mir jeder in dieser Klinik helfen. Es arbeiteten wunderbare Menschen dort. Aber ich war vom rationalen Denken so weit entfernt wie der Mars von der Erde.

Der Kampf in meinem Kopf, der bereits vor der Abfahrt nach Langenfeld angefangen hatte, wurde mit jeder Stunde, in der ich nichts getrunken hatte, stärker und stärker. Immer heftiger tobte der Sturm in meinem Kopf.

Es war eine Schlacht wie der »Rumble in the Jungle«, dieser epochale Fight, den ich zusammen mit meinem Opa Hermann gesehen hatte. Ich war acht Jahre alt, zugedeckt in seinem flauschigen grün-gelb-grau gestreiften Bademantel, der mir viel zu groß war. Opa hielt mich in seinen Armen, während wir George Foreman und Muhammad Ali zusahen. Ali, der alternde Jahrhundertsportler, bereits zweiunddreißig, gegen den acht Jahre jüngeren Foreman, den ungeschlagenen Weltmeister.

Zwei schwarze Boxer, noch dazu zwei Giganten des Sports, auf dem Schwarzen Kontinent. Das war der berühmteste Kampf der Boxgeschichte. Die Fans in Kinshasa hatten sich klar einer Seite zugewandt, skandierten ohrenbetäubend laut, »Ali, töte ihn«. Doch zunächst musste der den brachialen Faustangriffen von Foreman ausweichen. Immer wieder hing Ali in den Seilen, konnte dabei aber seinen Kopf außerhalb der Schlagdistanz von Foreman bringen. Auch in der achten Runde hing er über eine Minute in der Ringecke fest. Foreman hatte ihn sich zurechtgestellt, konnte aber keinen Wirkungstreffer setzen. Dann, achtzehn Sekunden vor dem Ende der Runde, gelang es Ali sich zu befreien. Er tänzelte plötzlich wieder leicht um den Weltmeister herum, drehte sich und feuerte eine Schlagkombination an Foremans Kopf. Fünf Treffer binnen zwei Sekunden, und Foreman ging zu Boden und verlor den Kampf.

»Ich habe auf niemanden zuvor so brutal eingeprügelt wie auf ihn. Aber ich war nie in meinem Leben mit einem Mann im Ring, der derart entschlossen war«, sagte Foreman hinterher.

Ich hoffte, genau diese Entschlossenheit von Ali im Kampf gegen meine Alkoholsucht zu haben. Ich hoffte, mein Verlangen nach diesem Teufelszeug mit gezielten Maßnahmen töten zu können. Aber in meinem Kopf fühlte es sich eher so an, als habe mein Verlangen nach Alkohol die Schlagkraft von Ali, und meine Überzeugung aufzuhören agierte so wirkungslos und uneffektiv wie Foreman.

Dieser Lauerer, dieses kleine Arschloch, das sich hinten in meinem Kopf versteckt hatte und mich fertigmachen wollte, war so viel stärker als gedacht. Er war geduldig und gerissen, blutrünstig und strukturiert, womöglich nicht zu besiegen?

Ich war nur dreißig Kilometer von zu Hause aus weg. Aber irgendwie befand ich mich gefühlt in einer anderen Welt. In einer dunklen Welt voller Bedrohungen. Vor meinem Fenster sah ich die grünen Blätter der Bäume. Vögel hopsten auf den Ästen umher. An sich ein Bild voll Leichtigkeit und Fröhlichkeit, das mich aber nicht im Geringsten aufmuntern konnte. Wenn die Vögel wegflogen, nervte mich eher der hektische Flügelschlag, und ich empfand es, als wenn sie sich von mir abwenden würden.

Ich musste kotzen. Nicht wegen der Vögel. Sondern weil es mich körperlich zerriss. Mein Magen war aufgebläht. Wie ein Luftballon, den man bis zum Maximum strapaziert hatte. Ich schaffte es nicht einmal, mich noch über einen Mülleimer oder das Waschbecken zu lehnen. Die drei Meter bis zur Toilette waren undenkbar weit entfernt. Es hatte sich nicht angekündigt, sondern sprudelte einfach aus mir los.

Es war kein Übergeben, kein Spucken, kein Akt, den man in irgendeiner Form runterspielen oder irgendwie ästhetischer beschreiben könnte. Es war ekelhaftes, widerliches, dreckiges Kotzen. Hellgelbe Stückchen klebten an meinem Arm, an meinem Hals, auf meiner Hose und landeten in meinen Schuhen.

Es übertünchte sofort den angenehmen Geruch von Cool Water, der sich seit dem Auskippen des Parfüms etwas zu intensiv in meinem Raum ausgebreitet hatte. Auf einen Schlag verschwand die Lavendel-Minze-Zedern-Mischung, machte Platz für einen Mix aus Magensäure, bitterer Gallenflüssigkeit und Wodka.

Sofort sprang ich unter die Dusche, wusch den Ekel von mir ab. Mit viel Schaum und heftigen Schrubben, bis die Haut wehtat, funktionierte es. Ich verfolgte, wie die Reste im Ablauf verschwanden. In meinem Kopf allerdings blieb dieses schamhafte Gefühl kleben, dass ich mich angekotzt hatte. Ich hatte während meiner Ausbildung im Hotel, als ich auch im Reinigungsteam mit anpacken musste, durchaus mal das Erbrochene von Gästen weggeputzt. Fremdkotze, die mich irgendwie weniger anekelte als meine eigene. Vielleicht, weil die der anderen eingetrocknet war. Vielleicht, weil ich das Geräusch des Hochwürgens nicht gehört hatte. Vielleicht, weil es keinen direkten Hautkontakt gab, bei der Reinigung im Hotelzimmer hatte ich mir immerhin Handschuhe angezogen.

Ich blieb lange unter der Dusche stehen. Viel zu lange. Meine Haut begann schrumpelig zu werden. Frischer oder irgendwie besser fühlte ich mich allerdings nicht.

Wenn ich die Augen schloss, um auszublenden, wo ich gerade war, bekam ich Angst, dass gleich die nächste Attacke einsetzen würde. Wenn ich die Augen öffnete, um in der Realität Ruhe zu finden, mir klarzumachen, dass mir hier nichts passieren könne, ich an einem sicheren Ort war, bekam ich Angst, weil mir schlagartig klar wurde, dass es hier keinen für mich zugänglichen Alkohol gab. Meine Welt gefiel mir gerade weder mit offenen noch mit geschlossenen Augen. Es war einfach nur frustrierend.

Ich legte mich ins Bett und beschloss, einfach nur zu warten. Mit der Zeit würde es schon besser werden. Ich versuchte Geräusche zu finden, so wie die im Hotelleben, die mir Halt gaben. Aber hier gab es keine Rollkoffer, keine Pfennigabsätze, keine Fahrstühle. Diese wohlklingende Akustik, die ein Hotel lebendig macht, fehlte hier. Manchmal hörte ich zuschlagende Türen – und dann wieder Schreie. Verstörend!

Ich versuchte zu schlafen, mich in den Schlaf zu retten. Vielleicht würde es ja besser werden, wenn ich ein paar Stunden Zeit gewinnen würde, in denen mein Körper auf Alkohol verzichten musste.

Doch ich schlief schlecht, träumte wirres Zeug. Mein Lehrer erschien mir, glaube ich zumindest, fratzenartig und riesengroß vor meinem Gesicht und verhöhnte mich: »Ich habe dir doch immer gesagt, dass du in der Gosse landen wirst«, sagte er und lachte.

Ich hatte Schulden, hohe Schulden. Gleichzeitig lebte ich vom Dispo. Wenn sich rumsprechen würde, dass ich einen Alkoholentzug machte, würde ich mit Sicherheit sofort entlassen.

Ich war dabei, die Kontrolle über meinen Körper zu verlieren. Der Alkohol gewann die Oberhand über mein Leben. Würde die Prognose meines Lehrers am Ende womöglich eintreten? Würde alles, was er mir prophezeit hatte, wahr werden? Wie nah war ich der Gosse momentan?

Ich halluzinierte mir irgendwelche Dinge zurecht.

In der gleichen Nacht oder in der nächsten, ich verlor jegliches Gefühl für die Zeit, schiss ich mir in die Hose. Ich bekam Durchfälle, die mich zerrissen. Es war, als hätte mein Schließmuskel Tag der offenen Tür. Ich konnte gar nichts mehr kontrollieren. Zusammengekauert, mit angezogenen Beinen, so klein ich mich mit meinen fast zwei Metern machen konnte, lag ich im Bett und konnte nicht mehr. Mir fehlte sogar die Kraft, mich eigenständig zu duschen. An den

Innenseiten meiner Schenkel klebte Kot. Den Rücken hoch hatte ich mich angeschissen. Ich fühlte mich nicht mehr wie ein Mensch. Ich fühlte mich wie ein beschmutztes Tier, das sich aufgegeben hatte.

Ich habe nie getrunken, weil es mir schmeckte. Ich hatte nie die Sehnsucht, den Geschmack eines kühlen Bieres zu genießen. Es war nie die Lust, der ich mich hingab, sondern es ging mir immer nur darum, mir den Pegel anzutrinken, den ich brauchte, um keine Panikattacke zu bekommen.

Ich könnte gar nicht genau beschreiben, wie ein Bier schmeckt. Oder was mir an einem Bier schmeckt. Das Bier, später der Wodka, war immer nur ein Mittel zum Zweck.

Mein Gehirn lief jetzt in einem Tempo, als habe jemand bei der Achterbahn die Bremssysteme abgeschaltet. An jeder Kurve bestand die Gefahr rauszufliegen. Es gönnte sich keine Pausen mehr, ordnete nichts mehr ein. Es trudelte unkontrolliert wie ein Flug kurz vor dem Absturz, bei dem sich der Pilot bereits mit dem Schleudersitz von dannen gemacht hatte, umher.

Nach zwei Wochen rieten mir die Ärzte, Langenfeld zu verlassen. »Wir sind hier nicht die richtige Institution für sie. Es würde ihnen mehr helfen, wenn sie in Tannenhof weitermachen würden. Dort ist man auf Panikattacken spezialisiert.«

Ich war so naiv gewesen. So furchtbar naiv. Ich hatte ernsthaft gedacht, dass mir ein paar Tage Entzug reichen würden, um mein Leben wieder in die richtigen Bahnen zu lenken. Ich hatte wirklich geglaubt, dass ich das in ein paar Wochen reparieren könnte, was ich in fünf Jahren angerichtet hatte.

Damals war ich gar nicht in der Lage, mich für meine Ahnungslosigkeit zu schämen. Ich war auch nicht in der Lage, stolz auf mich zu sein, weil ich den ersten Schritt zum Entzug überhaupt gewagt hatte.

Die Klinik für Psychiatrie der evangelischen Stiftung Tannenhof lag bei Remscheid. Zweiundvierzig Minuten dauert die Fahrt bei normalem Verkehr. Gefühlt dauerte sie für mich eine Woche.

Schon als die zwei großen Flügeltüren des Krankenwagens, mit dem ich dorthin transportiert wurde, zuschlugen, schaltete mein Kopf in den Panikmodus. Der Lauerer sprang aus seiner hinteren Ecke hervor und prügelte auf mein Großhirn ein. Er befahl ihm, durchzudrehen und eine Attacke zu bekommen, die deutlich intensiver war als die, die ich in der Enge vom Gotthard-Tunnel erlebt hatte.

Der Krankenwagen war so klein und furchtbar schmal. Ich hatte das Gefühl, in einem Sarg zu liegen und gleich lebendig begraben zu werden.

Ich versuchte, mich von der Liege loszureißen, auf der ich festgeschnallt lag. Ich schrie und strampelte. Mein Herz, so fühlte es sich an, schwoll auf die Größe eines Medizinballs in meinem Brustkorb an. Jedenfalls schien das Gewicht entsprechend anzuwachsen, das mich beinah erdrückte.

Die Pfleger, die mich begleiteten, gaben mir eine Spritze zur Beruhigung. Bis diese wirkte, schrie ich weiter, als wolle mich jemand abschlachten. Der Fahrer des Wagens entschied, die Sirene einzuschalten, um mich schneller ans Ziel zu bringen. Jetzt rasten der Krankentransporter und mein Herz im gleichen wahnsinnigen Tempo.

Einige Zeit zuvor hatte ich Sir Peter Ustinov getroffen, diesen Tausendsassa, der in jeder Rolle zu überzeugen wusste, egal ob als Schauspieler, Regisseur, Schriftsteller, Komiker oder Entertainer. Ich hatte ihn nach seiner Ankunft im Hotel in Empfang genommen, begrüßt, seine Tasche genommen und ihn auf sein Zimmer begleitet. Ich hatte ihm den Raum gezeigt und ihm alles Wissenswerte zu unserem Haus erklärt. »Würden Sie das auch machen, wenn ich nicht Peter Ustinov wäre?«, fragte er mich. Und ich antwortete wahrheitsgemäß: »Ich selbst kann das nicht bei jedem ankommenden Gast leisten. Sonst würde ich meinen übrigen

Verpflichtungen nicht nachkommen können. Aber ein Kollege von mir würde, das kann ich ihnen garantieren, mit der gleichen Herzlichkeit und Höflichkeit, den gleichen Service bringen.«

Die Antwort schien ihm gefallen zu haben, denn er kramte in seiner Tasche, zog einen Zehnmarkschein hervor, überreichte ihn mir und lächelte. Und als er mein Lächeln sah, sagte er: »Es ist schön, wenn Menschen lächeln. Ich bin immer sehr zufrieden, wenn ich echtes Lachen höre und sehe. Das tut uns allen gut.«

Wie sehr ich mich jetzt nach einem Lächeln sehnte. Und nach einem so herzhaften und ansteckenden Lachen, wie es Peter Ustinov in unserer Unterhaltung gemeint hatte. Aber es lachte niemand. Der Pfleger, der bei mir hockte, war angespannt. Meine Attacken schienen ihn einzuschüchtern. Wahrscheinlich hoffte er nur darauf, mich schnell loszuwerden, damit diese auch für ihn beklemmende Situation endlich vorbei war.

Irgendwann kamen wir in Tannenhof an. Ich war zum einen ruhiggestellt und darüber hinaus vollkommen fertig von der Attacke, die mich körperlich jedes Mal wieder an meine Grenzen brachte.

Ich wurde aufgenommen, willkommen geheißen, musste Fragen beantworten und wurde ein paar Mitarbeitern vorgestellt. Dann ging es auf ein Zimmer. Eine neue Umgebung, neue Menschen um mich herum, die mir helfen wollten. Eigentlich hätte ich neuen beziehungsweise weiteren Mut schöpfen sollen. Immerhin war ich seit fast zwei Wochen ohne Alkohol und nun an einem Ort, an dem man sich mit Panikattacken auskannte. Eigentlich war ich genau dort, wo ich hingehörte. Eigentlich.

Denn ich fühlte vom ersten Moment an, dass ich nicht in die Stiftung Tannenhof gehörte. Ich wollte zwar, dass man mir half. Ich wollte, dass sich mein Leben wieder verbesserte.

Ich wollte aus diesem Scheißdreck raus. Aber so ganz bereit war ich offensichtlich noch nicht.

Jetzt bist du wirklich ganz unten angekommen, dachte ich mir nach nur wenigen Tagen. In der Einrichtung durften wir uns nicht rasieren. Jegliche Art von Klingen oder scharfen Gegenständen war verboten, aus Angst, dass sich die Patienten damit selbst verletzen könnten oder sogar wegen möglicher Suizidgefahr. Mein Bart wuchs. Ich verwandelte mich auch äußerlich in ein ungepflegtes Etwas.

Seitdem ich mich selbst angekotzt und angeschissen hatte, fühlte ich mich ohnehin nie mehr richtig sauber. Nun spross der Bart, und meine Haare, die ich mir gerne wie Michael Douglas als Gordon Gekko in *Wall Street* mit Gel streng nach hinten stylte, klebten auch nur noch irgendwie ohne Struktur an meinem Kopf.

Ich sah Menschen in den Speisesälen, deren Zähne so gelb waren, als seien sie ein Leben lang nicht geputzt worden. Man sah von Weitem, wie sie vor sich hingammelten und faulten. Das Zahnfleisch hatte sich bis weit über die Wurzel zurückgebildet, war blutrot und angegriffen. Ich sah Fingernägel, die angeknabbert waren. Einige Patienten hatten Wunden im Gesicht, wahrscheinlich selbst zugefügt oder von Stürzen.

Auf dem Gang, von dem die Zimmer abgingen, sprach mich eine Patientin an, ob ich auch diesen schrecklichen Gestank wahrnehmen würde. Es roch tatsächlich noch viel schlimmer als in der Einrichtung zuvor. Das war mir schon am ersten Tag aufgefallen. Aber dass sie in diesem Moment etwas besonders eklig fand, erschloss sich mir nicht.

Plötzlich griff sie mir an den Arm, riss an mir herum.

»Sehen Sie das?«, fragte sie mit schriller Stimme. Irgendetwas musste ihr große Angst machen. Am Hals bekam sie rote Flecken. Ihre Augen waren weit aufgerissen. Ihr Blick war, als sei sie in ihrem letzten LSD-Trip hängen geblieben.

»Da kommt Scheiße aus der Wand. Sehen Sie das nicht? Da läuft sie runter.«

Irritiert schaute ich zu der Stelle, die diese Frau panisch fixierte. Ich sah eine weiße Wand, die nach Farbe lechzte. In keinem Hotel, in dem ich das Sagen hatte, hätte ich so ein ausgebleichtes, altes Weiß akzeptiert. Schon längst hätte hier ein Maler hergemusst, um der Wand eine neue Frische zu verleihen. Aber ich war in keinem Hotel, in dem es auf das perfekte Erscheinungsbild ankam.

Natürlich quoll kein Kot aus der Wand. Es lief auch nichts anderes heraus. Die Frau bildete es sich schlicht ein und schien es zu glauben.

Ich ging zu den Pflegern, um ihnen davon zu berichten. »Da ist eine Frau, die Scheiße sieht«, sagte ich ihnen. »Ich glaube, dass sie Hilfe braucht.«

Die Pfleger bedankten sich, erklärten mir aber, dass es keinen Grund zur Sorge gebe. Das Problem sei bekannt und man versuche ihr in der Therapie zu helfen.

Man versuchte auch mir zu helfen, nahm sich meiner Probleme an. Topausgebildete Ärzte, herzliche Helfer hörten mir zu und versuchten, die Gründe meiner Panikattacken auf verschiedenste Arten zu eruieren.

Bei der Ergotherapie bekam ich die Aufgabe, eine Figur meiner Wahl aus Speckstein zu gestalten. Wahrscheinlich ging es darum, dass ich mich ohne den Filter der Sprache artikulierte, dass ich mich durch die Kunst, komplett nonverbal äußerte, einfach durch das, was ich kreierte.

Ich raspelte und feilte, nutzte Schleifpapier mit grober und feiner Körnung.

Es machte mir sogar Spaß, in akribischer Feinarbeit etwas mit meinen eigenen Händen zu gestalten. Ich entschied mich für einen Buddha, den ich mit der gleichen Hingabe formte, mit der ich einst die Servietten in der Ausbildung gebrochen hatte.

Mit dem Abstand vieler Jahre kann ich nur vermuten, dass ich mich für den Buddha entschieden habe, weil ich damals auf der Suche nach innerer Ruhe, Zufriedenheit und Stabilität war. Wahrscheinlich malte ich aus dem gleichen Grund in einer späteren Sitzung, bei der man mir eine fünfzig mal fünfzig Zentimeter große Leinwand hinstellte, einen roten Ball, es sollte die japanische Sonne sein, sowie schwarze Pagoden, diese fernöstlichen Kunstwerke, Miniaturen buddhistischer Tempel, die als Quelle großer Energie gesehen werden.

Ich nahm an den Anwendungen teil, versuchte, mich zu öffnen. Ich wollte mir helfen lassen. Aber ich war, das begriff ich damals nicht, anders als ich es mir einredete, eben noch nicht komplett bereit, mich auf die Hilfe, die man mir hier geben konnte, einzulassen. Natürlich war ich dankbar, in dieser Einrichtung sein zu dürfen. Auf der einen Seite. Aber auf der anderen Seite, tief in mir drin, widerstrebte es mir zutiefst, im Tannenhof zu sein. Weil ich für mich beschlossen hatte, dass ich dort nicht hingehörte. Ich sah keine Scheiße aus den Wänden kommen. Ich hatte meine Zähne stets akkurat gepflegt. Ich neige sogar dazu, sie eher länger als die empfohlenen drei Minuten zu putzen. Ich war nicht so verwahrlost wie viele der anderen Gestalten, die hier auf Hilfe angewiesen waren. »Ich bin«, das redete ich mir ein, »in dieser Einrichtung der am wenigsten Kranke.«

Wer war ich schon, das selbst beurteilen zu können? Mal abgesehen davon, dass man Krankheiten nicht auf einer Skala betrachten sollte. Patienten stehen schließlich in keinem Wettkampf, wem es dreckiger geht. Aber so dachte ich nun einmal. Mit meinem funktionsgestörten Alkoholikerhirn.

Die meiste Zeit, wenn ich keine Anwendungen oder Gesprächstherapien hatte, hockte ich allein in der Küche. In meinem Zimmer wollte ich nicht so gerne sein. Man sollte, das habe ich Jahre später verstanden, ins Tun kommen, wenn man etwas bewirken oder verändern möchte. Man sollte nicht allein rumsitzen und die Zeit ausschließlich damit verbringen, Früchte- oder Hagebuttentee zu trinken.

Beim Blick aus dem Fenster konnte ich Remscheid sehen. Ich sah Häuser, ein paar Bäume. Manchmal verfolgte ich fahrende Autos. Nichts löste etwas bei mir aus. Es war einfach nur eine graue, charakterlose, fremde Kulisse.

Ich konnte mich nicht an Sonnenschein erfreuen. Es war kein Raum für Sinne da. Ich habe außen keine Schönheit, keine Leichtigkeit, keinen Genuss wahrgenommen. Ich habe rausgeschaut, aber eigentlich war mein Blick in mein Inneres gerichtet. In meine Zerrissenheit. In meine Angst. In meine Schulden.

Ich konnte nicht genießen, weil es nichts zu genießen gab.

»Wie geht mein Leben weiter?«, fragte ich mich und konnte mir keine Antwort geben.

Nach zwei Wochen wurde ich entlassen. Mit der Empfehlung für einen Psychologen aus Wuppertal in der Tasche. Außerdem legte mir der Chefarzt nahe, mich um einen Platz in der Christoph-Dornier-Stiftung in Münster zu bemühen.

Ich bestellte mir ein Taxi, um vom Tannenhof wegzukommen. Ich wollte nicht, dass mich meine Eltern, Freunde oder meine Freundin holten. Ich hatte mich auch in der gesamten Zeit von niemandem besuchen lassen. Ich wollte nicht, dass man mich so sah. Es war schon schlimm genug, dass meine Eltern wussten, was los war.

Das Taxi wartete, als ich ins Freie trat, vor dem Gebäude. Der Fahrer sah durch mich hindurch, als er meine Tasche entgegennahm, um sie in den Kofferraum zu verfrachten. »Wo soll es denn hingehen?«, fragte er, nachdem ich mich in den Wagen gewuchtet hatte.

An meinem Gewicht hatte sich nicht viel verändert. Aber immerhin hatte ich mir die Haare gestylt und sah einigermaßen vorzeigbar aus.

Noch einmal fragte mich der Mann, dem ich keine Antwort gegeben hatte, nach meinem Fahrziel. »Wo soll es denn jetzt hingehen?«

Ich konnte ihm diese Frage nicht so einfach beantworten. Ich schämte mich davor, nach Hause zu fahren, die Wohnungstür aufzuschließen und meiner Freundin, meinem Papa oder meiner Mama in die Arme zu fallen. Was sollte ich ihnen denn sagen? Niemand will Menschen, die man liebt, erzählen, dass man die Kontrolle über seinen Körper verloren hat. Dass man sich vor sich geekelt hat. Dass ich mit Menschen zusammen war, die schlimmste Halluzinationen hatten. Dass man in den vergangenen Wochen in der Hölle war.

Ich war doch Olaf, der lustige, unterhaltsame Kerl, der Möglichmacher, der die Probleme anderer löste und niemals selbst welche bereitete.

»Es ergibt keinen Sinn, ein Taxi zu bestellen, wenn man nirgends hinmöchte«, sagte der Fahrer genervt.

Ich wollte tatsächlich nirgendwo hin. Gleichzeitig wollte ich aber einfach nur weit weg von dieser Klinik.

»Fahren Sie mich zum Marktplatz«, bat ich den Mann schließlich, der sogleich losfuhr. Viel zu schnell erreichten wir das Ziel.

Ich stieg aus, ließ mir meine Sachen geben und bezahlte den Fahrer.

Eine Antwort, wo ich eigentlich hinwollte, konnte ich mir noch immer nicht geben.

Ungefähr 22.000 Menschen wohnen in Wuppertal-Ronsdorf. Jeder Zehnte von ihnen war an diesem sonnigen Tag rund um den Marktplatz unterwegs. Und alle guckten auf mich. Ihre Blicke klebten an mir. Ich bildete mir ein, dass über mich getuschelt wurde – wieder einmal.

»Ist das nicht der Beck? Der sieht aber schlecht aus.«

»Hast du es nicht gewusst? Der ist total abgestürzt. Bei dem heißt es jetzt Klapse statt Luxushotel.«

Gut möglich, sehr wahrscheinlich sogar, dass mich an diesem Tag überhaupt niemand bewusst angeschaut hat. Aber ich bildete es mir ein. Ich nahm es genau so wahr. Und diese Blicke und vermeintlichen Lästereien machten mich fertig. Ich wollte nicht angesehen werden. Ich wollte Luft sein. Oder unsichtbar. Aber nicht dieser hundertsechzig Kilo schwere Brocken, verschwitzt und in der schlimmsten Abwärtsspirale seines Lebens gefangen.

Ohne es bewusst entschieden zu haben, steuerte ich ins La Palma. Ein Bistro, in dem ich in den letzten Jahren durchaus den ein oder anderen Feierabend verbracht hatte.

Die türkischen Besitzer, ein ganz liebevolles Ehepaar, nannte ich, weil sie mittlerweile wie Familie waren, »Mama« und »Papa«.

Der Sound, den man abends im La Palma hörte, war ein anderer als in meiner feinen Hotelwelt. Wenn Stühle verrückt wurden, achtete im Gegensatz zu den Kellnern in einer Lobby niemand darauf, es möglichst geräuschlos zu vollziehen. Wenn im Hotel mit hauchdünnen Weingläsern angestoßen wurde, erklang ein ganz zartes, filigranes Klirren. Im La Palma wurden die dickeren Biergläser mit mehr Schwung gegeneinander gescheppert.

Es war einfach lauter. Auch wenn gelacht wurde, und es wurde viel miteinander gelacht, achtete niemand darauf, bloß keinen anderen Gast in seinen Gesprächen zu stören.

Ich kannte zahlreiche Gäste, die ins La Palma kamen. Das waren keine Freunde. Aber ein bisschen etwas wusste man schon voneinander. Man war bekannt. Man saß an der Bar und hatte Interesse aneinander. Bargespräche können Tiefe haben. »La-Palma-Time« hieß nie stumpfsinnige Druckbetankung. Das war keine Tankstelle für Stoff. Natürlich kam ich, um zu trinken. Aber mir gefiel auch die Atmosphäre dort. Ich mochte die Menschen, in deren Beisein ich trank.

Vielleicht zog es mich daher dorthin, als ich nicht wusste, wohin ich nach meinem Aufenthalt in Tannenhof gehörte.

»Mama« und »Papa« begrüßten mich so freundlich wie immer. »Du warst lange nicht mehr da«, sagten sie. Ich schenkte ihnen lediglich ein Lächeln und erklärte nicht, wo ich gewesen war. Sie akzeptieren es. Genauso wie sie mir ohne Rückfragen eine eiskalte Spezi servierten, eine eher ungewöhnliche Bestellung meinerseits.

Wir redeten so wie früher. »Papa« war müde. Er hatte neben dem La Palma, das hauptsächlich seine Söhne Mitat und Ödi führten, noch einen zweiten Job, ich meine, in irgendeinem Lager, um über die Runden zu kommen.

Als seine Frau, »Mama«, dazukam und mich fragte, wie es mir ginge, klang diese Frage anders für mich. Nicht nach einer typischen Begrüßungsfloskel, sondern so, als würde ein bisschen Mitleid mitschwingen. Als würde sie wissen, dass es mir nicht so gut ging. Als würde sie wissen, dass ich direkt aus dem Entzug zu ihr gekommen war.

Es war wieder so ein Gefühl wie auf dem Marktplatz, wo ich vermutet hatte, dass halb Ronsdorf über meinen Absturz Bescheid wusste. Aber immerhin hatte ich bei »Mama« und »Papa« nicht den Drang, sofort davonzulaufen.

Nach einer Weile knobelten wir. Die Würfel rollten über den Tresen. Ich freute mich, wenn mir eine kleine oder große Straße gelang. Ein Hauch von Leichtigkeit kehrte zurück in meinen Tag.

Um mich herum rauchten die Menschen. Damals durfte man das noch in Restaurants und Kneipen. Je später es wurde, desto voller wurde das La Palma. Immer mehr bekannte Gesichter trudelten ein. Nach vier Wochen mit Fremden, mit Menschen, die am Rande unserer Gesellschaft lebten, deren Zähne teils verfault waren und denen man nichts zu sagen hatte, fühlte ich mich wohler.

Ich beobachtete, wie frisches Bier aus dem Zapfhahn lief. Wie es die Wandung im Glas herunterlief und wie »Papa« jeden Schritt zelebrierte, bis es die perfekte Schaumkrone hatte.

Ich schaute Ödi zu, wie er nach langen, kurzen oder bauchigen Flaschen griff, um ihnen schließlich ihre vielfarbigen Geheimnisse zu entlockten und daraus Cocktails zu machen. Seine Behändigkeit hinter der Theke war ruhig und kraftvoll zugleich.

Für viele Stunden blieb ich bei Mezzo-Mix. Ich deutete auch an, weil ich ja dachte, »Mama« wüsste ohnehin Bescheid, dass ich mir ein paar Wochen Auszeit gegönnt und auf Alkohol verzichtet hatte.

Doch dann bestellte ich ein dunkles Weizen. Einfach so. Ich kann mich nicht daran erinnern, dass ich stundenlang dagegen angekämpft oder eine innerliche Zerrissenheit gespürt hätte. In meiner Erinnerung habe ich lediglich, ohne groß darüber nachzudenken, meine Bestellung ausgesprochen.

»Mama« wollte es mir nicht bringen. Sie fragte, ob ich nicht lieber eine weitere Mezzo-Mix trinken wolle.

Weder »Mama« noch »Papa« waren gerissene Geschäftsleute, denen es lediglich um ihren Umsatz ging. Sie mochten mich, genauso wie ihre Söhne, und hatten Hemmungen, mir Alkohol auszuschenken.

Es sei doch alles gut, sagten sie. Die Stimmung sei hervorragend, alle hätten Spaß. Es gäbe doch keinen Grund, jetzt Alkohol zu trinken.

Ich wollte aber. Und wenn sie sich weigern würde, erklärte ich, würde ich zur nächsten Tankstelle gehen und mir dort etwas kaufen.

Ich sah, wie »Mama« und »Papa« miteinander diskutierten. Sie hatten, das erkannte man ganz deutlich, Hemmungen. Gleichzeitig wollten sie mich auch nicht unkontrolliert irgendwo auf der Straße trinken lassen. Ich hörte, wie »Papa«

zu »Mama« sagte: »Besser er trinkt bei uns als draußen, wo wir ihn nicht beschützen können.«

Nach dem Weizen bestellte ich mir einen Averna auf Eis mit Zitrone. Der sizilianische Bitterlikör hat einen Alkoholgehalt von knapp dreißig Prozent. Ich trank zwei. Dann einen dritten. Und wahrscheinlich einen vierten.

Ich war so besoffen, dass ich nicht mehr richtig laufen konnte. Als ich im La Palma auf die Toilette musste, verfehlte ich eine Stufe und stürzte die Treppe nach unten. Zum Glück verletzte ich mir lediglich das Schienbein.

Mitten in der Nacht verließ ich schließlich das Bistro und torkelte zur Wohnung meiner Mutter. Sie hatte mein Kinderzimmer nie ausgeräumt. Es war noch ungefähr so erhalten, wie ich es als Sechzehnjähriger bewohnt hatte.

Das Zimmer war ein ausgebauter Dachboden, zu dem man separat über das Treppenhaus Zugang hatte. Den Schlüssel zur Wohnung und zu meinem Zimmer hatte ich bei mir. Dort könnte ich, dachte ich zumindest, meinen Rausch ausschlafen, ohne dass es Mama oder Klausi mitbekämen.

Dreimal je fünfundzwanzig Stufen waren es bis zu meinem Kinderzimmer unterm Dach. Als Jugendlicher hatte ich sie oft gezählt. Ich war sie hinauf- und hinabgerannt. Oft in Windeseile und stets mit großer Leichtigkeit. In meinem aktuellen Zustand gelang es mir nicht einmal, überhaupt mehr als die ersten fünfundzwanzig Stufen zurückzulegen.

In der ersten Zwischenetage konnte ich nicht mehr. Ich war zu besoffen und zu schwer, um mich weiter nach oben zu schleppen. Also ließ ich mich auf den Boden sinken und legte mich hin. Es roch frisch geputzt. Der Reiniger musste mit Zitrusfrische angereichert worden sein. Ich selbst roch nach Urin – wieder einmal hatte ich die Kontrolle über meinen Körper verloren.

Irgendwann krabbelte ich weiter. Wie ein Bergsteiger zog ich mich Zentimeter um Zentimeter höher. Ich kam mir vor, als bestiege ich den K2, den zweithöchsten Berg der Welt, der gleichzeitig einer der tödlichsten ist. Dabei waren es nur Treppenstufen, gegen die ich ankämpfte.

Ich habe keine Erinnerungen daran, wie ich oben angekommen bin. Es gelingt mir auch nicht, egal wie sehr ich es versuche, mich an die Begegnung mit meiner Mutter, mit Klausi oder meinem Vater zu erinnern. Der Tag danach fehlt mir komplett. Irgendwann war plötzlich wieder Alltag. Ich arbeitete in Dortmund im Hotel. Ich führte mein Team. Ich traf Prominente und knüpfte Netzwerke. Ich fuhr wieder von Wuppertal nach Dortmund, steuerte wie immer die Raststätte Kucksiepen an. Auch meine Mettbrötchen mit Zwiebeln, Salz und Pfeffer sowie die Wodkatradition nahm ich wieder auf.

Dass ich es geschafft hatte, vier Wochen nüchtern zu bleiben, wurde schnell ein Kapitel meiner Vergangenheit. Ebenso wie leider auch meine Freundin, die sich wenig später von mir trennte. Ich konnte es ihr nicht verübeln.

Ich hatte sie während meines Entzugs nicht kontaktiert. Ich wollte nicht, dass sie mich besuchte. Obwohl sie der wichtigste Mensch in meinem Leben war, ich sie über alles liebte, wollte ich ihr nicht zumuten, mich so trost- und energielos zu sehen. Ich wollte sie nicht an mich heranlassen. Obwohl ich ihr eigentlich sehr dankbar hätte sein müssen, dass sie die Kraft aufgebracht hatte, mich in den Entzug zu bringen und meinen Vater ins Vertrauen zu ziehen.

Sie hatte so viel ertragen und akzeptiert. Von dem Mann, in den sie sich einst verliebt hatte, war schon lange nichts mehr übrig. Ich war allenfalls noch witzig und schlagfertig, man konnte sich, glaube ich zumindest, gut mit mir unterhalten. Aber mehr hatte ich nicht zu bieten.

Nach ein paar Monaten wurde mir mitgeteilt, dass unser Hotel kurz vor dem Verkauf stünde. Das französische Unternehmen Accor werde uns übernehmen. Ich könne selbstverständlich weiter im Haus arbeiten, sagte man mir bei entsprechenden Verhandlungen. An meiner Position werde sich nichts ändern. Ich lehnte ab.

In Dortmund war, abgesehen vom Fußball, so viel passiert, was mir nicht gutgetan hatte. Der Alkohol. Der Puff. Die Rocker. Deren Drohung. Die Schulden. Die Trennung. Der Entzug, der nichts gebracht hatte. Vielleicht würde es mir ja helfen, dachte ich mir, meine Zelte abzubrechen und woanders anzufangen. Fernab von »Mama« und »Papa«. Weit weg von Mama und Papa. Ich schaute mich nach einem neuen Job um. Aber zunächst würde ich ein weiteres Mal probieren, trocken zu werden und meine Panikattacken in den Griff zu bekommen, nachdem mein erster Versuch gescheitert war.

Kapitel 9
Elf Millionen

Mit dem Zug dauert es knappe eineinhalb Stunden von Wuppertal bis nach Münster in Westfalen. Genug Zeit, um sich theoretisch einen ordentlichen Pegel anzutrinken. Aber dieses Mal hatte ich mir fest vorgenommen, nicht gänzlich betrunken an dem Ort anzukommen, an dem ich mir eigentlich Hilfe erhoffte.

Ich hatte aus meinen Aufenthalten in den Einrichtungen in Langenfeld und Tannenhof mitgenommen, dass Rückfälle meist zum normalen Verlauf dazugehören, das Risiko bei achtzig bis neunzig Prozent liegt, dass es Menschen nicht gleich beim ersten Anlauf schaffen. Das war wichtig zu begreifen. Nicht um eine Ausrede parat zu haben, sondern um mich nicht selbst unnötig fertigzumachen und mir ein Versagen vorzuwerfen.

Während Kühe und Wiesen vor dem Zugfenster vorbeiflogen, erinnerte ich mich wie in einem Mantra immer wieder an die Selbstermächtigung, die ich mir auferlegt hatte: »Ich bin der, der den Willen entwickeln muss, von der Droge Alkohol loszukommen.«

Ich trank ein Bier, dann ein zweites. Viel weniger als auf dem Weg nach Langenfeld. Ich reiste auch allein an, weil meine Überzeugung, dass ich dort ankommen will, größer war als beim letzten Mal.

Die Christoph-Dornier-Klinik in Münster hat einen ausgezeichneten Ruf. Sie wurde mir während meines Aufenthalts in der Klinik in Tannenhof empfohlen. Sie sei die beste Einrichtung, um Angsterkrankungen zu behandeln.

Angst sei, so wurde mir zunächst erklärt, eine nachgewiesene Emotion, die zunächst als biologisch sinnvoll angelegtes Reaktionsmuster verstanden werden kann und in den meisten Fällen mit einer physiologischen Aktivierung und körperlichen Symptomen einhergeht. Angst sei ein Schutzmechanismus, der in einer vermeintlichen Gefahrensituation die Sinne schärft und eine passende Reaktion wie »Kampf« oder »Flucht« vorbereitet. Angst sei überlebenswichtig und helfe uns, in Gefahrensituationen angemessen zu reagieren beziehungsweise bestimmte Gefahren zu meiden. Man könne sich Angst wie eine Alarmanlage vorstellen, die uns schützt. Die Einstellung der Alarmanlage hänge von unseren individuellen Erfahrungen, Bewertungen und Umgebungsfaktoren ab. Zu sensible Einstellungen führen zu früheren Alarmen und teilweise auch zu Fehlalarmen. Bei Menschen mit Angsterkrankungen löse die innere Alarmanlage auch dann aus, wenn keine reale Gefahr besteht.

In den nächsten Tagen wurde die Einstellung meiner inneren Alarmanlage, wenn man so will, genauestens überprüft. Es wurde ein Sensibilitätscheck gemacht, der furchtbar anstrengend war und mich an meine Grenzen brachte.

»Wir werden in Ihre Angst hineingehen«, erklärte mir meine Ärztin. »Sie müssen im Gehirn lernen, neu zu denken.« Es sei wie eine Umprogrammierung. Mein Körper werde, so hieß es in der theoretischen Ankündigung, erfahren, »dass die Angst nicht bedrohlich ist. Dass sie nichts macht. Dass sie Ihnen nichts tun kann.«

Im Keller der Klinik war ein Raum, vielleicht zwei, höchstens drei Quadratmeter groß. Er war von oben bis unten weiß gefliest. Eigentlich der perfekte Raum, um Autor Sebastian Fitzek, den Meister des Psychothrillers, eine ideale Inspiration für sein nächstes Gruselwerk zu liefern. Es gab keinen schönen Punkt in diesem Raum, an dem man sich ausruhen konnte. Alles sah gleich aus. Steril. Meine Augen flogen über die kleinen Kacheln.

Es gab keinen Tisch, keine Stühle. Die Kälte, die dieser Raum ausstrahlte, ließ mich frösteln.

»Ich werde Sie jetzt hier allein lassen«, sagte mir die Ärztin nach kurzen Erklärungen, was nun passieren werde. Dann verließ sie den Raum und schloss die Tür. Sofort fing mein Herz an zu rasen. Ich wollte ihr hinterherrennen. Doch die Tür, die nach draußen führte, hatte nicht einmal eine Klinke, an der ich rütteln und ziehen konnte. Ich war gefangen. Eingeschlossen in der weißen Hölle.

»Herr Beck«, hörte ich eine Stimme von draußen zu mir sprechen. Sie gehörte der Ärztin, die mein Verhalten von außerhalb beobachtete. »Wo ist Ihre Angst zwischen null und zehn?« Null sei entspannt. Zehn bedeute Panik.

Ich dachte, nicht richtig zu hören. Wollte die mich verarschen? Ich schrie, mit einer Lautstärke wie noch nie zuvor in meinem Leben.

»Von null bis zehn? Du alte, blöde Fotze! Die ist bei elf Millionen.«

Ich hämmerte mit meinen Fäusten gegen die Tür. Immer und immer wieder schlug ich zu, ohne auch nur eine Spur der Verwüstung zu hinterlassen. Egal mit wie viel Kraft ich es auch probierte, die Tür trotzte meinen Hieben. Und meinen Tritten, mit denen ich ebenfalls versuchte, sie zu zerstören.

»Lass mich hier raus. Lass mich sofort raus«, schrie ich. Dass sie nicht antwortete, machte mich nur noch wilder. Ich vergaß jede Erziehung. Noch nie habe ich mich einem Menschen gegenüber so abfällig verhalten wie gegenüber dieser Frau. »Was erlaubst du dir. Ich bring dich um. Ich schneide dir den Kopf ab und kacke dir in den Hals«, brüllte ich wie von Sinnen. Irgendwann hatte ich diesen Satz, zumindest so in der Art, in *Full Metal Jacket,* einem Antikriegsfilm, der in einem Ausbildungslager des US-Marines spielt, aufgeschnappt.

Ich geriet völlig außer Kontrolle. Wurde wild und asozial. Meine innere Alarmanlage schrillte in der höchstmöglichen Lautstärke. Ich hatte Angst, Todesangst, vor der nächsten Panikattacke. Aber sie kam nicht. Die Angst machte mich fertig, zwang mich in die Knie, aber sonst passierte nichts.

Da die Ärztin mir die Uhr abgenommen hatte, verlor ich jegliches Zeitgefühl. Ich weiß nicht, ob ich ein paar Minuten randalierte oder eine Stunde. Irgendwann legte ich mich auf den Boden, zusammengerollt wie ein Embryo und konnte nicht mehr. Ich war am Ende meiner Kräfte. Ausgelaugt und müde. Durch die unheimliche Adrenalinausschüttung, die im Körper stattfindet, kommt hinterher eine unglaubliche Müdigkeit.

Plötzlich ertönte wieder dieser Stimme. »Herr Beck. Wo ist Ihre Angst zwischen null und zehn?«

Irgendwann, es kam mir vor, als hätte ich acht Stunden in dieser Folterkammer verbracht, ging die Tür ohne Klinke auf, und ich war wieder frei. Die Ärztin stand mit einem herzlichen Lächeln vor mir und nahm mich in Empfang.

Sofort schossen mir die Tränen in die Augen. Es tat mir so leid, was ich zu dieser Frau gesagt hatte. Das war so unangebracht. So schlecht. Selbst mit meinen Kameraden bei der Bundeswehr, wo der Ton häufig rauer war, hatte ich nie so herablassend gesprochen. Es war mir fremd, so verachtend mit Menschen umzuspringen. Ich fiel ihr um den Hals und drückte sie fest an mich. »Es tut mir so leid«, schluchzte ich. »Ich weiß nicht, wie ich mich für diese widerwärtigen Aussagen jemals entschuldigen kann.«

Zu meiner großen Überraschung hegte die Ärztin keinen Groll. »Es it okay, Herr Beck. Das, was Ihnen gerade passiert ist, ist normal. Ihre Reaktion war angesichts der Situation normal. Sie müssen sich nicht bei mir entschuldigen.«

Mein Wille zur Veränderung war während des Aufenthalts in der Christoph-Dornier-Stiftung groß. Größer auch als die Angst, die ich vor dem, was mir hier noch bevorstand, hatte. Meine Hoffnung, dass sich mein Leben zum Positiven verändern würde, war ebenfalls größer als bei meinen ersten Vorhaben, von der Droge wegzukommen.

Ich fühlte mich in dem Zimmer, das man mir zur Verfügung stellte, wohler und geborgener als zuvor. Es roch frischer. Die Menschen, denen ich auf den Fluren begegnete, machten mir auch keine Angst. Ich traf junge Damen mit Essstörungen. Menschen, die sich vor Spinnen fürchten. Jeder hier hatte ernsthafte Probleme. Aber ich hatte nie das Gefühl, auch wenn das vielleicht ungerecht klingen mag, so nah an der Gosse zu sein, wie ich es in Tannenhof gefühlt habe.

Bei verschiedensten Untersuchungen wurde bei mir eine Agoraphobie diagnostiziert.

Das ist eine Angststörung, bei der Betroffene Angst vor öffentlichen Plätzen und Menschenmengen haben. Typisch sind auch Ängste, das Haus zu verlassen oder mit dem Zug, Bus oder Flugzeug zu reisen. Menschen mit Agoraphobie, so wurde mir erklärt, leben in Sorge davor, im öffentlichen Raum Paniksymptome wie Schwindel oder Herzrasen zu entwickeln. Sie befürchten, dass sie diese Orte im Falle von panikartigen Beschwerden nicht verlassen können oder ihnen in diesen Situationen dort keiner hilft. Dabei erkennen sie durchaus, dass ihre Angst übertrieben und unverhältnismäßig ist.

Um nicht in angstauslösende Situationen zu geraten, entwickeln Menschen mit Agoraphobie ein ausgeprägtes Vermeidungsverhalten. Diese »Angst vor der Angst« kann zu Einschränkungen des täglichen Lebens führen.

Es könne zum Beispiel zu Fehldeutungen kommen. Körperliche Veränderungen wie Herzklopfen oder Zittern können bei Betroffenen dazu führen, dass sie noch mehr Angst bekommen und sich die körperlichen Symptome verstärken.

Aus Herzklopfen wird dann Herzrasen. So kann eine Panikattacke entstehen. Sie klingt nach einiger Zeit von selbst ab. Da Panikattacken plötzlich und unvorhersagbar auftreten und die Situation unkontrollierbar erscheint, entwickeln Betroffene Angst vor erneuten Panikattacken. Und diese Angst führte bei mir dazu, dass ich trank.

Wieder und wieder ging ich mit meiner Ärztin in meine Angst hinein. Wieder und wieder stellte sie mir ein und dieselbe Frage: »Wo ist Ihre Angst zwischen null und zehn?«

Sie war mittlerweile von elf Millionen auf hundert gefallen. Trotzdem war sie noch riesig groß. Nur weil ich in der Theorie ansatzweise verstanden hatte, was mein Problem war, war ich noch lange nicht in der Lage, auch praktisch meine Ängste zu kontrollieren.

Eines Tages bat mich die Ärztin, mich anzuziehen und ihr zu folgen. »Wir gehen heute einkaufen«, sagte sie. Und sofort erhöhte sich mein Puls. Sie führte mich in ein Kaufhaus mitten in Münster. Weil wir nicht morgens, sondern nachmittags losgegangen waren, waren außer uns noch zahlreiche andere Menschen unterwegs. Sie zwängten sich mit ihren Einkaufswägen durch die engen Gänge. Ich trug einen Korb, in den wir gemeinsam ein paar Dinge packten. Die Therapeutin führte mich immer tiefer ins Kaufhaus hinein. Anfangs hatten wir uns noch nahe am Eingang aufgehalten, in dem Bereich, in dem die Süßigkeiten und Zeitungen ausgelegt waren. Mit einem kurzen Sprint hätte ich von hier aus ins Freie flüchten können. Doch geschickt lenkte mich meine Begleiterin vorbei an den Konserven, den Tütensuppen und der Tiernahrung bis in die hinterste Ecke des Ladens.

»Wo ist Ihre Angst zwischen null und zehn?«, fragte sie. Ich fühlte eine 9,5.

»Ich gehe jetzt schon einmal vor«, sagte die Ärztin. »Sie bezahlen. Wir treffen uns draußen.« Sofort schoss meine Angst wieder weit aus dem Zehnerraster hinaus.

Eigentlich hatte ich beim Einkaufen gar keine Angst. Ich hatte noch nie eine Panikattacke in einem Kaufhaus erlitten. Aber jetzt, wo ich wusste, dass es darum ging, meine Alarmanlage zu justieren, die Sensorik zu überprüfen, ging sie sofort wieder los. Meine innere Sirene schrillte. Aber weil ich zumindest begriffen hatte, dass nicht unbedingt etwas passieren musste, schleppte ich mich irgendwie durch die Gänge in Richtung Kasse. Ich möchte gar nicht wissen, was die Leute, die mir begegneten, über mich dachten. Aber darum ging es schließlich auch nicht. Ich knallte der Kassiererin Geld hin, raffte mein Zeug zusammen und eilte ins Freie. Kein Bitte, kein Danke. Scheißegal, ob das Wechselgeld stimmte. Hauptsache raus hier.

»Gut gemacht«, sagte die Ärztin und legte ihre Hand auf meinen Arm. »Aber, Herr Beck. Ich brauche wirklich ganz dringend noch Feinwaschmittel. Das habe ich jetzt blöderweise total vergessen. Können Sie noch einmal reingehen und mir welches holen. Ich warte hier auf Sie.«

Am liebsten hätte ich sie dafür eine Runde »durchbeleidigt«. Was für ein mieses Spiel. Da hatte ich gerade so diesen Mist überstanden, doch anstatt dass es einfach gut war für heute, musste sie mich weiter quälen. Ich knallte ihr die Einkäufe vor die Füße und wollte schon wieder beleidigt nach drinnen stapfen, da packte sie mich am Arm, hielt mich kurz fest und fragte: »Wo ist Ihre Angst zwischen null und zehn?«

Meine Empörung war auf jeden Fall weit über zehn. Meine Angst allerdings auch. Wir gingen nun häufiger einkaufen. Jedes Mal erhöhte sie den Schwierigkeitsfaktor.

Dann gingen wir ins Kino. Einmal zusammen. Am nächsten Tag schickte sie mich allein dorthin. Erst musste ich mittags gehen, als das Kino noch nicht ganz so voll war. Dann noch die Abendvorstellung überstehen. Dreimal sah ich die Titanic untergehen. Drei Stunden und sechzehn Minuten dauert der Film – pro Vorstellung. Über neun Stunden auf engstem Raum mit Hunderten Menschen, die mit Kate Winslet alias Rose und Leonardo DiCaprio alias Jack weinten, hofften und litten. »Man lernt das Leben so zu nehmen, wie es kommt. Weil jeder Tag zählt«, sagte Jack im Film. Ich nahm es erst beim dritten Mal wirklich wahr, merkte es mir dann allerdings, weil mir die Aussage gefiel.

Dreimal sah ich den erfrorenen Jack in den Tiefen des Atlantiks versinken. Dreimal wurde Kate in letzter Sekunde gerettet.

Ich wollte nicht Jack sein. Nicht nach ungeheurem Kampf am Ende verlieren. Sondern ich wollte leben, überleben. Mithilfe von Rettungsbooten zurück ans sichere Ufer gelangen. Doch zunächst einmal musste ich fliegen.

Nach meiner Panikattacke am Amsterdamer Flughafen hatte ich noch genau einmal probiert, mit einem Flugzeug zu reisen. Ich hatte, schon vor dem Vorfall in Amsterdam, mit meiner damaligen Freundin einen Urlaub gebucht. Wir wollten auf die Bahamas, die aus Korallenkalkstein aus dem grün-blau changierenden Atlantik herauswachsenden Trauminseln mit den weißen Stränden.

Mit LTU bis Miami, dann mit einer Propellermaschine weiter nach Nassau. Als der Kapitän uns über die Sprechanlage an Bord willkommen hieß und darüber informierte, dass wir die rund 7600 Flugkilometer in knapp zehn Stunden zurücklegen würden, war ich zunächst ohnmächtig geworden. Ich lag, alle viere von mir gestreckt, bewusstlos im Gang. Nachdem ich wieder zu mir gekommen war, flößte mir ein Steward Beruhigungstropfen ein, die so hoch dosiert waren, dass ich den Flug überstand.

Auf den Bahamas konnte ich keinen Tag genießen, aus Panik vor der bevorstehenden Rückreise. Als der Tag gekommen war, hatte ich mich so stark mit Wodka abgeschossen, dass es mir irgendwie gelang, bis zu meinem Platz zu torkeln und dort sofort in einen komatösen Schlaf zu fallen. Anschließend bestieg ich nie wieder einen Flieger.

Bis mich die Ärztin nun an den Flughafen Münster-Osnabrück begleitete. »Wir werden heute nach Mallorca fliegen«, sagte sie mir, als wir auf das Terminal-Gebäude zufuhren. Sofort schoss meine Angst wieder aus dem Zehnerraster hinaus. Sofort hatte ich wieder die Bilder parat, wie ich auf dem Gang der LTU-Maschine lag und an die Flugzeugdecke starrte. Wie ich sediert im Sitz hing, angeschnallt und nicht in der Lage, klare Gedanken zu fassen.

Ich wollte nicht noch mal diese Qualen durchleben. Zwar hatte ich mittlerweile gelernt, unter anderem dank des Panikraums, dass mir nichts passieren konnte, selbst wenn sich mein Herzschlag erhöhte und ich Druck auf der Brust spürte. Ich hatte inhaltlich sehr wohl verstanden, dass ich nicht sterben würde, selbst wenn es sich für mich kurzzeitig so anfühlte. Wir hatten die Sensoren meiner Alarmanlage, um bildlich zu bleiben, gereinigt und so angepasst, dass sie nicht frühzeitig auslösten.

Aber dennoch fürchtete ich, als wir durch die Drehtür ins Gebäude gingen, uns dem Check-in näherten, einen unerwarteten Systemausfall, trotz der absolvierten Intensivwartung.

Der Flughafen Münster-Osnabrück ist zum Glück winzig. Der Weg vom Check-in bis zum Gate zieht sich im Gegensatz zu den Großflughäfen in München, Frankfurt, Düsseldorf oder Amsterdam nicht über Kilometer. Durch die Sicherheitskontrolle werden meist nur die Passagiere für einen, maximal zwei zeitnah aufeinander stattfindende Flüge abgefertigt. Entsprechend gering ist der Andrang.

Der Duty-free-Shop besteht aus einem Geschäftchen. Es gibt ein Bistro. Und das winzige Bälle-Paradies, das für zehn Kinder ausgelegt ist und trotzdem nur selten aus allen Nähten platzt.

Entsprechend ruhig konnte ich mich, nach der ersten Aufregung, auf den bevorstehenden Flug nach Mallorca vorbereiten.

Irgendwie freute ich mich auch auf die Insel. Sie als Ziel unserer Reise zu wählen, war schon ein geschickter Schachzug der Therapeutin gewesen. Wenn man auf Mallorca landet, die ersten Male dort tief durchatmet, nimmt man das spezielle Aroma dieser Insel wahr. Diese Mischung aus feuchtem, würzigem Nadelholz, mit einer Prise aus Kiefern, Lavendel und Rosmarin – wie ein Schaumbad aus den 80er-Jahren.

Mallorca war »meine« Insel. Hier war ich im Sekundenakt zum Mann geworden, der Disco-gekürte Mr. Dancing-King. Ich hatte am Strand und in Hotelzimmern gevögelt. Ich hatte an Coolness gewonnen. Ich habe hier viele Sommer lang eine leichte, unbeschwerte und fröhliche Zeit verbracht. Vielleicht war genau dieses Reiseziel das richtige, um wieder mit dem Fliegen zu beginnen.

Ich atmete so ruhig wie möglich, als ich durch die Gangway ins Flugzeug ging. Ich ließ mich auf meinen Sitz fallen und blieb bei mir. Mir gelang es, die Sicherheitshinweise der Crew zu hören, ohne in Ohnmacht zu fallen. Und selbst als wir durch die Wolkendecke ruckelten, machte es mir kaum etwas aus.

»Wo ist Ihre Angst zwischen null und zehn?«, fragte meine Therapeutin.

»Bei sechs«, antwortete ich, nicht ohne ein bisschen stolz auf mich zu sein.

Als wir bei Montpellier die Küste überflogen und uns dann hoch über dem Mittelmeer bewegten, traute ich mich sogar, ein bisschen aus dem Fenster zu schauen.

Ich verzichtete darauf, »Chicken or Beef« zu mir zu nehmen. Genauso verzichtete ich allerdings auch darauf, Alkohol während des Flugs zu trinken. Das erste Mal seit ungefähr zwei Jahren saß ich wieder in einem Flugzeug – und es funktionierte.

»Wo ist Ihre Angst zwischen null und zehn?«, fragte meine Therapeutin, als wir zur Landung ansetzten.

Dieses Mal lag sie bei fünf.

Tatsächlich roch Mallorca noch genau so, wie ich es in Erinnerung hatte. Ich nahm einen tiefen Atemzug. Die Sonne strahlte mir entgegen. Es tat gut, ihre Wärme auf der Haut zu spüren. Es war schön, wieder hier zu sein.

Womöglich würde ich wieder häufiger hierherkommen können, freute ich mich.

Wir fuhren mit dem Taxi zu einem Hotel ganz in der Nähe des Flughafens. Nachdem wir ausgestiegen waren, reichte mir die Therapeutin einen Umschlag. »Hier drin ist Ihr Rückflugticket für morgen«, sagte sie.

»Und was ist mit Ihrem?«, fragte ich.

»Sie fliegen allein zurück. Mein Flieger geht gleich wieder zurück. Wir sehen uns in Münster wieder.«

Dann stieg sie ins wartende Taxi ein und fuhr davon.

Wie angewurzelt sah ich dem Wagen nach. Das war doch nicht ihr Ernst! Sie konnte mich doch nicht einfach so zurücklassen. Ich war noch nicht so weit. Nur weil ich einmal geflogen war, war ich … oder doch?

»Hundert«, platzte es aus mir heraus. Und ich rief es gleich noch mal, obwohl mir keiner eine Frage gestellt hatte oder in meiner Nähe war, um sich mit mir zu unterhalten. »Hundert!« So groß war meine Angst im Moment. Doch das Taxi mit meiner Therapeutin war weit weg.

Ein paar Touristen, die auf der anderen Straßenseite entlang schlenderten, schauten mich irritiert und kopfschüttelnd an.

Ich checkte in mein Zimmer ein. Es war klein, aber sauber. Die Klimaanlage kämpfte tapfer gegen die Wärme von draußen. In den Hecken und Sträuchern feierten Zikaden ihr mediterranes Sommerkonzert, mit dem die Männchen die Weibchen anlocken wollen, um sich fortzupflanzen. Dafür lassen sie kleine Platten dank speziellen Muskeln im Unterleib vibrieren.

Bei mir pochte mein Herz. Ich hörte Flugzeuge, immer wieder überdeckten sie die Zikaden, wie sie über meinen Kopf hinweg starteten und landeten. Vor meinem Fenster konnte ich sehen, wie Fahrwerke ein- und ausgefahren wurden. »Wie sollte ich das allein schaffen?«, fragte ich mich erneut. Ohne die Begleitung meiner Ärztin erschien es mir undenkbar, die Heimreise anzutreten.

Vielleicht sollte ich spazieren gehen. Ein bisschen raus, das Rauschen des Meeres genießen. Den Wellen zuschauen, wie sie sich brechen und gemütlich über den Strand auslaufen, ehe sie wieder zurück ins Meer fließen. Vielleicht würde ich eine Frau kennenlernen, dachte ich kurz. Doch der tolle Typ von damals war ich optisch nicht mehr.

Ich setzte mich aufs Bett und starrte die Wand an. Wie sollte ich nur von dieser verfluchten Insel wegkommen?

Auf einmal fiel mein Blick auf den Kühlschrank. Er war in etwa so laut wie die Klimaanlage. Beides rappelte geräuschvoll vor sich hin. Ich öffnete die Tür und entdeckte neben den zwei Flaschen Wasser noch zwei San Miguel. Ich nahm eine der Bierflaschen heraus und drehte sie zwischen meinen Handinnenflächen. Sie war angenehm kühl. Der Kleber unter dem Etikett hatte sich ein wenig gelöst, sodass der Schriftzug mit den roten und grünen Buchstaben verdreht auf der Flasche klebte.

Zwölf Stunden blieben mir, bis mein Rückflug nach Deutschland gehen würde. Ich könnte mir eine Badehose kaufen und zur Abkühlung in den Pool springen. Dann noch kurz was essen gehen und ab ins Bett. Eigentlich wäre das doch ein toller Abschluss meiner gelungenen Zeit in der Christoph-Dornier-Stiftung. Nach meiner Rückkehr stand nur noch ein Abschlussgespräch an.

Ich hatte so viel erreicht. Ich musste es irgendwie schaffen, die hundert Angstpunkte so weit zu reduzieren, dass ich klar und rational handeln würde – und ähnlich souverän in den Flieger zurück steigen würde, wie ich hergeflogen war, wie ich meine Einkäufe allein im Supermarkt erledigt hatte und wie ich Leonardo und Kate zugeschaut hatte.

Als mein Wecker am nächsten Morgen klingelte, standen zehn leere Flaschen San Miguel auf dem Tisch in meinem Hotelzimmer. Ich hatte nicht nur die zwei Flaschen aus der Minibar getrunken, sondern mir noch weitere in einem nahe gelegenen Kiosk gekauft. Drei Liter Bier, nachdem ich wieder mal zwei Wochen nicht getrunken hatte. Vor dem Abflug kamen weitere hinzu.

Die Gedanken an diesen großen Flughafen hatten mir solche Angst gemacht. Die ganzen Menschen, die sich dort in die Hallen quetschen, um wieder nach Hause zu fliegen. Dazu hatte ich unendliche Angst davor, weit über hundert Punkte, in ein Flugzeug zu steigen, in dem niemand wusste, dass ich ein Risikopassagier war.

Mit einem kräftigen Pegel gelang es mir, zurück nach Münster zu kommen. »Ich habe es nicht geschafft«, sagte ich der Ärztin. Sie machte mir keine Vorwürfe. Ich hätte trotzdem ganz viel geschafft und gelernt. »Der Weg zur Freiheit ist nicht gradlinig.«

Kapitel 10
Blut und Erbrochenes

Wie so viele zog ich nach Berlin. Die Stadt, die seit 1990 wieder Hauptstadt von Deutschland war, stand für mich für Neubeginn. Und der war für mich dringend nötig.

Ich hatte mich entschieden, der Luxushotellerie im klassischen Sinne den Rücken zuzukehren. Die Arwo-Bau, der größte Appartementvermieter der Stadt, hatte eine Stellenanzeige geschaltet. Sie suchten einen neuen Marketingchef. Ihre Belegquote war gut. Neunzig Prozent der rund fünftausend Appartements, allesamt möbliert und für Geschäftsleute oder Politiker vorgesehen, die zum Teil nach wie vor aus Bonn nach Berlin pendelten, waren belegt. Diese Quote sollte ich nun noch weiter erhöhen.

Ich zog selbst in ein Appartement meines neuen Arbeitgebers. Hunderte Parteien wohnten dort. Ein so hohes Haus wie dieses kannte ich aus Wuppertal nicht. Es war wie eine Kleinstadt. Mit ganz vielen Wessis, die hauptsächlich unter der Woche da waren, und ein paar Ossis.

Damals, zumindest in diesem Haus, waren beide Teile noch weit davon entfernt zu verschmelzen. Die einen wurden als Jammer-Ossis verpönt, die anderen als Besser-Wessis verachtet. Die einen bemängelten, dass ihnen das westliche System übergestülpt worden sei und sie sich wie Menschen zweiter Klasse fühlten. Die anderen, also die Westdeutschen, meinten, dass sie mehr Dankbarkeit für die Finanzierung der Einheit verdient hätten.

Irgendwann fand ich, der Wessi-Manager, im Keller unseres zwanzigstöckigen Hauses einen Raum, in dem sich

Abend für Abend die wenigen verbliebenen Ex-DDRler trafen. Sie hatten ein paar Stühle aufgestellt und ein paar Tische. Es war der notdürftigste und elendigste Partyraum, den ich bis dato gesehen hatte. Es passte nicht zu den eher hochwertig eingerichteten Appartements in den Etagen darüber.

Die Menschen im Keller waren irgendwie rührend. Und gleichzeitig traurig. Der Wandel von Berlin ging ihnen zu schnell. Der Fortschritt hatte sie überrollt. Sie taten sich schwer, das über Jahre gelebte System einfach so hinter sich zu lassen und neu anzufangen.

In diesem fensterlosen Raum kamen sie zusammen, um ein Stück Halt in dieser für sie schwer greifbaren Zeit zu finden. Sie waren orientierungslos und klammerten sich in ihren Gesprächen und Erinnerungen aneinander. Mittendrin war ich. Sie nahmen mich auf in ihre Runde, auch wenn ich nicht mitsingen konnte, wenn sie DDR-Lieder aus vergangenen Zeiten anstimmten.

Ich war mit der Überzeugung nach Berlin gekommen, Aufschwung in mein Leben zu bringen und einen Neubeginn zu starten. Stattdessen landete ich im Keller der Traurigkeit und Frustration. Niemand versprühte Optimismus.

Es gibt einen wunderbaren Leitsatz, der da lautet: »Die Qualität deiner Gedanken bestimmt die Qualität deines Lebens.« Die Gedanken im Keller waren nicht hilfreich für mich. Die Menschen waren nicht böse. Sie waren auch nicht bewusst ablehnend. Sie kamen mit der für sie neuen, sich schnell verändernden Welt einfach noch nicht klar. Und klammerten sich entsprechend an Vertrautes aus der Vergangenheit.

Wir tranken Bier aus Dosen, nicht mal richtig kühl. Wenn wir nichts mehr hatten, zog ich los und sorgte für Nachschub. Ich war gerne großzügig. Daran hatte sich nie etwas geändert. Da war es für mich auch irrelevant, ob ich für Saufkumpane einkaufte oder Freundinnen reich beschenkte.

Zwei Straßen weiter war eine Aral-Tankstelle. Die blau-weiße Leuchtreklame sah man schon von Weitem flackern. Ich kannte die meisten der Verkäufer.

An einem milden Sommerabend war mal wieder der Vorrat ausgegangen. Wir hatten weder Bier noch Essen, nicht mal Zigaretten.

»Jungs, ich stiefle mal los«, sagte ich ihnen.

Ich wuchtete mich vom Tisch runter, auf dem ich lehnte, und bemerkte, dass ich keine Flipflops mehr trug. Als ich aus meiner Wohnung nach unten gegangen war, hatte ich sie noch angehabt. Entweder hatte sie irgendein Spaßvogel versteckt, oder sie waren so weit unter den Tisch gerutscht, dass ich nicht problemlos drankommen würde. Angetrunken und mit meiner Wampe wollte ich auf keinen Fall darunter krabbeln, um nachzuschauen, also beschloss ich, die paar Hundert Meter barfuß zu gehen.

Der Boden war ohnehin von der Sonne, die den ganzen Tag vom Himmel geknallt hatte, aufgewärmt. Wem sollte es schon etwas ausmachen, ob ich Schuhe an den Füßen hatte?

Ich holte Würstchen aus dem Kühlregal. Nach der Arbeit hatte ich kaum etwas gegessen, weil ich direkt zu meinen Kumpels in den Keller gegangen war. Dazu kaufte ich Zigaretten und ein paar Tüten Chips. Die ungarischen erfreuten sich besonderer Beliebtheit. Außerdem schnappte ich mir noch drei Flaschen Wodka. Der Verkäufer versuchte alles in eine Tüte zu packen. Aus Angst, das dünne Plastik könne einreißen, bat ich ihn, mir eine Flasche so zu geben. Ich könne sie mir unter den Arm klemmen. »Kein Problem«, sagte ich.

Nach wenigen Metern wurde ich allerdings eines Besseren belehrt. Die Flasche glitt aus meiner Achselhöhle heraus und zerschellte in tausend Teilen auf dem Boden. Ich hatte keine Chance zu reagieren und trat direkt in die Scherben hinein.

Die kleinen, ganz feinen waren nicht schlimm. Aber eine große, ein Stück aus dem dickeren Flaschenboden, war so zersprungen, dass es einer Pfeilspitze glich. Mit der Last meines ganzen Gewichts setzte ich meinen rechten Fuß auf das dreieckige Glas, das sich umgehend in meinen Zeh bohrte und durch mehrere Hautschichten schnitt. Schreiend vor Schmerzen ließ ich mich zu Boden sinken. Das Blut lief aus meinem Fuß und vermischte sich mit dem klaren Wodka zu einem hellroten Rinnsal.

Ich musste die Scherbe entfernen. Diese Stück, das bestimmt einen halben Zentimeter tief in meinem Fuß steckte, herausziehen. Aber mit meinem Bauch, dieser unheimlichen Wampe, die ich mit mir rumschleppte, hatte ich keine Chance, selbst an meinen Zeh zu kommen. Ich versuchte die Wampe nach links zu schieben, irgendwie wegzudrücken, um an ihr vorbeizugreifen. Aber die Gesetze der Schwerkraft konnte ich, ganz gleich wie sehr ich mich bemühte, nun einmal nicht außer Kraft setzen. Egal was ich probierte, ich war zu fett, um mir selbst zu helfen.

Mühsam drehte ich mich, setzte erst die Knie auf, um mich dann wie ein Hund auf den Bürgersteig zu hocken. Aus dem Vierfüßlerstand drückte ich mich nach oben, wobei ich versuchte, nur den Hacken meines rechten Fußes aufzusetzen. So humpelte ich zurück in den Keller, noch langsamer, als ich ohnehin schon unterwegs war.

Meine Kumpane, ich wusste weniger über sie als über die Leute im La Palma, halfen mir, die Scherbe aus meinem Zeh zu entfernen. Einer griff nach dem Wodka und desinfizierte die Wunde mit einem kleinen Schluck aus der Pulle. Aus einem Verbandskasten holten sie Pflaster und stoppten mit einer Mullbinde, die sie zentimeterdick um meinen ganzen Fuß wickelten, die Blutung. Dann soffen wir weiter.

Ich trank mehr als je zuvor in meinem Leben. Genügten mir in Dortmund noch zwei, drei Schlucke vor der Arbeit, um den Lauerer zu betäuben, benötigte ich mittlerweile bereits morgens mindestens einen halben Liter. Auch die Mengen, die ich mir tagsüber reinschüttete, wurden immer größer.

Die Fortschritte, die ich während meines Aufenthalts in der Christoph-Dornier-Stiftung gemacht hatte, waren nicht mehr vorhanden. Das Selbstvertrauen, mich nüchtern ins Kino zu setzen und einen Film zu genießen, hatte ich irgendwo auf dem Rückflug von Mallorca verloren. Ganz kurz hatte ich geglaubt, meine Angst zumindest etwas kontrollieren zu können. Nun machte sie mit mir wieder, was sie wollte. Mal sprang sie explosionsartig auf elf Millionen, dann pendelte sie sich zwischen fünf und hundert ein. Obwohl ich im Panikraum begriffen hatte, dass mir die Angst nichts anhaben konnte, hatte ich Angst vor der Angst.

Siebzehn Jahre lang war es beruflich bergauf gegangen. Ich hatte gebrannt für das, was ich tat. Nun funktionierte ich nur noch. Ich brachte keine Kreativität, die gerade in meiner Rolle als Marketing-Verantwortlicher notwendig gewesen wäre, in meinen Job ein. Ich arbeitete ab, was anstand. Statt zu agieren, reagierte ich nur noch. Ich muss für die Arwo-Bau eine Enttäuschung gewesen sein.

Eines Abends kam ich von einer Veranstaltung, die mir mein Boss dringend empfohlen hatte. Es sei sehr wichtig für die Firma, dass ich vor Ort sei, teilte er mir mit und meinte nichts anderes als: »Beck, das ist ein Pflichttermin.«

Früher hätte ich niemals solche Aufforderungen benötigt. Da wäre es selbstverständlich für mich gewesen, mein Netzwerk zu pflegen und zu erweitern. In Berlin hielt ich mich am liebsten im Keller auf.

Das Beste an dem verpflichtenden Abendevent war, dass es neben Kanapees auch Alkohol gab, gute Weine, Liköre und natürlich frisch gezapftes Pils. Ich konnte trinken, ohne dass mich jemand irritiert anschaute. Stilvoll saufen ohne Hemmungen, sozusagen.

Nachdem ich genug hatte, vor allem vom Networking, stieg ich in mein Auto und fuhr nach Hause.

Um drei Uhr nachts ist selbst das wuselige Berlin leiser. Der Verkehr klingt ab. Die Straßen sind breit und frei. Nur die Parkplatzsituation lässt zu wünschen übrig. Um diese Zeit fährt niemand mehr durch die Gegend. Freie Parklücken sind in etwa so selten wie die blaue Mauritius. Entsprechend lange kurvte ich um meinen Block, ehe ich eine Lücke erspähte, die mir groß genug erschien.

Rückfahrkameras und Einparkhilfen hatten die Autos damals noch nicht. Da piepte nichts, wenn der Abstand zum Vordermann zu gering wurde. Wegen meines Bauchs konnte ich mich nicht richtig drehen, also fuhr ich nach Gefühl und Erfahrungsschatz ein bisschen vor und wieder zurück. Und wieder vor und wieder zurück. So lange, bis ich einigermaßen passend in der Parklücke stand.

Dass ich dabei sowohl den Wagen vor als auch hinter mir kräftig angefahren hatte, merkte ich erst, als ich mich aus meinem Auto gequetscht hatte und die Scherben auf der Straße realisierte. Wieder mal Scherben. Aber immerhin hatte ich dieses Mal Schuhe an.

Sowohl meine als auch die Scheinwerfer der anderen beiden Fahrzeuge waren beschädigt. Selbst im matten Licht der Straßenlaterne konnte ich tiefe Beulen erkennen und Schäden an den Stoßstangen.

Von irgendwoher, nicht weit entfernt, hörte ich, wie ein Rollladen schwungvoll geöffnet wurde. Dann wurde eine Tür aufgedrückt. Ich suchte nach dem Verursacher der Geräusche und entdeckte eine Frau, die im Bademantel auf ihrem Balkon stand.

»Sie haben meinen Wagen gerammt«, rief die Frau, die Luftlinie höchstens fünfzig Meter von mir entfernt war. Das konnte doch nicht wahr sein. Es war mitten in der Nacht. Im Dunkel einer Millionenmetropole. Warum schlief die nicht, so wie neunundneunzig Prozent aller Berliner? Warum war ausgerechnet die Person noch wach, deren Auto ich erwischt hatte?

Ich torkelte ihr entgegen. Versuchte Blickkontakt aufzubauen. Ich wollte, dass sie sah, dass ich kein Vollassi war. »Bitte«, stammelte ich. »Bitte rufen Sie nicht die Polizei. Ich habe was getrunken. Ich bekomme riesige Probleme. Ich komme selbstverständlich für den Schaden auf. Es tut mir so leid. Ehrlich. Ich zahle alles, was Sie verlangen. Aber bitte, bitte keine Polizei.«

Dazu sei es, entgegnete die Frau, zu spät. »Ich bin Staatsanwältin. Ich habe bereits die Polizei verständigt.«

Es dauerte nicht lange, in dieser Nacht schien ausnahmsweise in Berlin nicht viel los zu sein, bis ein Polizei-Bulli mit drei Beamten erschien. Sie sprangen aus ihrem Wagen und stürmten auf mich zu. Als sie feststellten, dass ich keine Anstalten machte zu fliehen und bitterlich weinte, reduzierten sie ihr Schritttempo. Ich gab alles zu. Legte einen kompletten Seelenstriptease hin. »Ich habe Alkoholprobleme«, winselte ich. »Ich hätte nie fahren dürfen. Es tut mir so leid.«

Ich musste pusten. Zum ersten Mal in meinem Leben. Vor dem Komma erschien eine Zwei. Dahinter eine Vier.

Ab 1,5 Promille wird von einem starken Rausch gesprochen und ab diesem Wert sind die Auswirkungen von Alkohol bereits fatal: Man müsse, so warnt die Bundeszentrale für gesundheitliche Aufklärung, mit Realitätsverkennung, Stimmungsschwankungen, schweren Koordinationsstörungen, Gleichgewichtsstörungen, Orientierungsstörungen und lallender Aussprache rechnen. Ab 2,5 Promille, also die Region, in der ich mich bewegte, drohen Bewusstseinstrübungen, Lähmungserscheinungen, doppeltes Sehen und das Ausschalten des Erinnerungsvermögens.

Die Beamten nahmen mich mit, ich musste mir zusätzlich Blut abnehmen lassen. Das Ergebnis der ersten Alkoholmessung wurde bestätigt. Ich verlor meinen Führerschein für zwei Jahre. Zusätzlich musste ich eine Strafe von, ich meine, dreitausend Mark bezahlen. Weil ich betrunken gewesen war, erlosch mein Versicherungsschutz, sodass ich auch Schäden, die ich an allen drei Autos, inklusive meinem, verursacht hatte, selbst begleichen musste.

Meine Schulden stiegen. Wieder einmal. Mein Dispo lag ohnehin wegen meines Lebensstils weit über dem eingeräumten Rahmen. Der Kredit, den ich wegen der Rocker aufgenommen hatte, war noch längst nicht bezahlt. Die Höhe der ursprünglich vereinbarten Raten musste ich bereits reduzieren. Und nun hatte ich noch weitere Verbindlichkeiten. Allein die monatlichen Sollzinsen waren schon der Horror.

Mein Leben entglitt mir in einem beängstigenden Tempo. Und dann wurde mir auch noch von der Arwo-Bau gekündigt. Die Trunkenheitsfahrt samt meiner dienstlichen Performance, also Underperformance, reichten, um sich von mir zu trennen.

Die Arbeit war mein Stabilisator. Je mehr ich arbeitete, desto weniger dachte ich an den Lauerer, diesen Drecksack, den ich immer noch nicht hatte aus meinem Kopf schmeißen können. Ich hatte ihn gesucht, vorübergehend sogar ein bisschen aus seinem Versteck gelockt, aber er war mir immer wieder entwischt, sodass er sich erneut in irgendeinem Hinterhalt einnisten und mich von dort aus mit seinem Scharfschützengewehr ins Visier nehmen konnte. Nun, das fühlte ich, war ich zum Abschuss bereit.

Ich trank. Hemmungsloser denn je. Auch aus Langeweile und gegen den Frust. Es gelang mir nicht mehr, Kurs in meinem Leben zu halten. Ich räumte nicht mehr richtig auf. Die penible Klarheit, die stets meine Wohnungen geprägt hatte, ging verloren. Überall standen Flaschen. Es lag Staub auf den Regalen. Ich war körperlich gar nicht mehr in der

Lage, zu putzen. Ich begann physisch und psychisch zu zerfallen.

Ich lebte nur noch in den Tag hinein. Mein Leben hatte keinen Rhythmus mehr. Es klingelte kein Wecker. Es war egal, ob ich aufstand oder liegen blieb. Niemand interessierte sich dafür. Alles, was ich tat, spielte sich nur noch zwischen Sofa und Kühlschrank ab. Ein Bewegungsradius von unter zehn Metern.

Wenn ich so weiterleben würde, das hatte mir ein Arzt viele, viele Monate zuvor bereits einmal gesagt, ein paar Hundert Liter Alkohol früher also, würde ich nicht mehr lange leben. Er hatte anhand von Ultraschallbildern meine Organe kontrolliert und ein großes Blutbild anfertigen lassen. »Wenn Sie nichts ändern, gebe ich Ihnen noch ein Jahr.«

Diese Aussage hatte mich nie sonderlich beunruhigt. Ein Jahr war für mich ein schwer zu definierender Zeitraum. Das klang für mich erst einmal gar nicht so klein oder besonders kurz. Innerhalb von einem Jahr konnte so viel passieren. Meine Borussia spielt in einem Jahr vierzig- bis fünfzigmal Fußball. Die BVB-Profis schießen hundert Tore. Die werden in dieser Zeit von den Medien zwanzigmal zu Helden und Legenden gemacht und genauso häufig zerrissen. Die Prognose verfehlte komplett ihre Wirkung. Sie prallte an mir ab. Ich hatte, auch wenn das merkwürdig klingen mag, zwar Angst, Panikattacken nicht zu überstehen, weil ich bezweifelte, dass mein Körper ihnen gewachsen war. Aber ich hatte keine Angst, dass mein Körper dem Alkohol nicht gewachsen sein könnte.

Beim Arbeiten war ich stets in Aktion. Mein Geist, mein Einfühlungsvermögen, mein Charme, meine Kreativität waren immer gefordert. Ständig musste ich meinen schweren Körper in Bewegung setzen. Doch nun staubte ich selbst ein. Ich hatte keine Lust mehr, mich auf die Straße zu schleppen. Ich wollte nicht, dass mich jemand sah. Ich hatte überhaupt keinen Antrieb, mich noch gut zu kleiden. Lange Zeit hatte ich versucht, durch meinen Kleidungsstil die Ausmaße meines Körpers zu kaschieren. Ich konnte den Ekel vor meinem eigenen Bauch, dieser fetten Wampe, ein wenig reduzieren, wenn ich ihn in Hemden hüllte. Ich war so ein bisschen wie der Schneiderlehrling Wenzel Strapinski aus Gottfried Kellers *Kleider machen Leute*. Der wurde wegen seiner vornehmen Kleidung für einen Grafen gehalten. Bei mir ging es zuletzt nur noch darum, dass ich zumindest ein gut gekleidetes, fettes Schwein war, das nicht komplett verwahrloste.

Aus Frust über meine eigene Antriebslosigkeit trank ich noch mehr.

Eines Abends, ich schleppte mich gerade zurück vom Kühlschrank, wiederholte sich etwas, was ich zuletzt in der Entzugsklinik in Langenfeld erlebt hatte. Ich musste mich von jetzt auf gleich übergeben. Ich spürte den Druck im Bauch und spuckte Sekundenbruchteile später bereits, ohne die Chance gehabt zu haben, mich Richtung Toilette oder Waschbecken zu begeben.

Ich kotzte im hohen Bogen durch meinen Flur. Ich traf die Kommode, auf der mein weißer Laptop von Lenovo lag. Er stürzte runter. Mein Körper wurde so stark durchgeschüttelt, dass ich selbst zu Boden ging. Ich hatte überhaupt keine Kraft, mich noch auf den Beinen zu halten.

Von meinem starken Wodkakonsum war meine Speiseröhre angegriffen worden. Es hatten sich Geschwüre gebildet, die nun aufgeplatzt waren. Ich spuckte Blut, das sich mit meinem Erbrochenem vermischte.

Als ich das letzte Mal geblutet hatte, nach dem Tritt in die Scherbe, war die Mischung mit Wodka dünnflüssig und hatte sich schnell ihren Weg vom Bürgersteig zum nächsten Abfluss gebahnt. Nun lag ich in einem zähflüssigen Mix von halb verdautem Döner, Chips, Wodka und Blut. Das war noch mal bedeutend schlimmer. Aus dem Fuß zu bluten, war etwas, was passieren konnte. Das war nicht dramatisch. Ein kleiner Riss, der zwar schmerzhaft war, aber wieder verheilen konnte. Pflaster drauf und gut ist. Aber Blut zu spucken, hatte eine andere Dimension. Ich wusste damals nicht, wo es herkam. Was die Ursache war. Es kam aus mir heraus. Innere Blutungen, ohne dass ich sie irgendwie verorten konnte. Nicht so einfach mit einem Pflaster zu stoppen.

Es brannte in meinem Hals. Wenn ich schluckte und Speichel oder Reste vom Magensaft oder was auch immer an die offenen Stellen der geplatzten Geschwüre kamen, schrie ich vor Schmerzen.

Ich lag am Boden. In meiner Kotze. In meinem eigenen Blut. Mit höllischen Schmerzen. Ohne Kraft, wieder aufzustehen.

Vorm Fenster zogen Wolken vorbei. Ganz langsam. Es war nicht windig. Ich folgte ihnen. Ganz schwach hob und senkte sich mein Brustkorb. Sonst bewegten sich lediglich meine Pupillen.

Ich war sogar zu schwach, mich selbst vor mir zu ekeln. Ich merkte, wie das Blut und mein Erbrochenes begannen, an meiner Wange und meinem Ohr anzutrocknen. Ich musste schon lange hier gelegen haben.

Der Himmel war blau. Die Wolken mehr weiß als grau. Sie hatten Formen, in die man alles und nichts hineininterpretieren konnte. Sie hatten in diesem Moment eine ästhetische Schönheit und waren einfach nur faszinierend anzusehen.

Ich weiß nicht, ob man in die Form von Wolken etwas hineininterpretieren kann und sollte. Ich weiß nicht, ob das bescheuert klingt oder ist. Vielleicht hatte meine Interpretationsfreudigkeit auch etwas mit meinem Alkoholpegel zu tun. Aber was auch immer es war: Ich sah die Wolken und musste an meine Zeit bei der Marine denken. Womöglich hing es wieder einmal mit der Farbe Weiß zusammen, die dazu führte, dass ich diese Assoziation anstellte.

Warum hatte ich es bei der Bundeswehr eigentlich geschafft, meinen inneren Schweinehund zu besiegen? Ich hatte ihn damals nicht nur besiegt, sondern zu einem gehorsamen Schoßhündchen abgerichtet, das sich mir nicht in den Weg zu stellen traute.

Ich musste an unseren Ausbilder denken und seine martialischen Sprüche. Daran, wie er uns in Eiseskälte durch die Nacht hatte marschieren lassen. »Die Kälte ist nur in eurem Kopf. Kälte ist kein Grund, nicht weiterzumachen. Hier entscheidet sich, wie ihr später im Leben mit schwierigen Situationen umgeht. Ob euer Wille stärker ist als das Gefühl von Kälte.« Oder wie er schrie, wenn wir glaubten, am Ende unserer Kräfte zu sein und aufgeben wollten: »Wenn der Kopf nicht mehr will, kann der Körper trotzdem noch.«

Warum war ich damals, auch wenn ich es nie zum Kampfschwimmer geschafft hatte, in der Lage, meinen Atemreflex unter Wasser auszusetzen, diesen Impuls, Luft holen zu wollen, zu unterdrücken? Und nun war ich so schwach, dass es mir nicht einmal gelang, eine Minibartür verschlossen oder eine Bierdose ungeöffnet zu lassen. Warum soff ich, auch wenn ich genau wusste, wie bescheuert das ist? Warum ließ ich mich von diesem Lauerer in meinem Kopf so einschüchtern?

Ich bin dreißig Kilometer marschiert, mit aufgeplatzten Blasen unter den Füßen, die bei jedem Schritt tiefer einrissen und bluteten. Ich hörte damals nicht auf, egal wie laut die Stimme in mir »Stopp« schrie und ganz gleich wie groß der Schmerz war. Ich war in meinem Leben in der Lage gewesen, außergewöhnliche Herausforderungen zu meistern.

Wo war all das hin? Wann hatte ich aufgehört, meinem unbändigen Willen zu vertrauen?

Noch immer auf dem Boden liegend, fingerte ich nach meinem Laptop. Auch auf der Außenseite war das Erbrochene bereits angetrocknet. Ich ignorierte es, ebenso wie alles andere an meiner misslichen Lage.

Ich hatte beschlossen, leben zu wollen. Sterben war keine Option. Auch wenn ich meinem Körper zuletzt etwas anderes signalisiert hatte.

Ich war vierunddreißig Jahre alt und war, das begriff ich nun, nicht bereit, mich aufzugeben.

Vielleicht, dachte ich mir, wäre es das Richtige, in die Fremdenlegion zu gehen. In diese Einheit aus Angehörigen aller Nationen, die ausschließlich außerhalb der französischen Grenzen kämpft. Die Fremdenlegion war nicht nur eine französische Institution, sondern galt – zumindest in meiner Wahrnehmung – auch weit darüber hinaus als Mythos. Viele, die mit der Gesellschaft in Schwierigkeiten geraten waren, versuchten bei der Legion wieder bei null zu beginnen. Sie waren auf der Suche nach einer neuen Familie, nach einem Umfeld, in dem sie Halt finden und sich neu beweisen konnten.

Ich las Berichte über die Soldaten, sah mir Fotos an, wie sie mit weißen Käppi (dem sogenannten Képi blanc), grünroten Schulterklappen, grünen Krawatten und blauen Gürteln in ihrer Ausgehuniform posierten. Ich hörte »Le Boudin«, die offizielle Marschmusik der Fremdenlegion, und informierte mich, wo ich mich für diesen Neubeginn anmelden konnte.

Ich sehnte mich nach knallharten Übungen im Dschungel, schreckte in meiner Gedankenwelt weder vor möglichen Schikanen noch vor drohenden Erniedrigungen zurück. Ich hatte Lust, mich härter zu quälen, als ich es jemals zuvor in meinem Leben getan hatte. Meine Abenteuerlust war für den Moment – zumindest in der Theorie – riesig.

Ich stellte mir vor, wie ich in den Zug stieg, um nach Frankreich zu fahren. Wie ich mein verkorkstes Leben, in dem mich nichts mehr hielt, gegen ein neues eintauschte. Ich war, daran glaubte ich in diesem Moment ganz fest, bereit zu kämpfen – gegen was auch immer. Ein Ticket von Berlin nach Frankreich zum Rekrutierungsbüro, das fand ich im Internet heraus, kostete einhundertdreißig Euro. Die Fahrt dauerte etwa neun Stunden.

Irgendwann, wahrscheinlich hatte ich mehrere Stunden auf diesem Boden gelegen, nahm ich all meine Kräfte zusammen und rappelte mich auf. Nur mit viel Mühe gelang es mir, meinen klobigen, viel zu schweren Körper hochzuwuchten.

Schlagartig wurde mir klar, dass es anatomisch bei meiner aktuellen Verfassung gar nicht möglich war, Liegestütze, die bei jedem militärischen Ausbilder zum Standard-Sportrepertoire gehören, durchzuführen. Meine Arme waren zu kurz. Oder besser gesagt: Mein Bauch war zu umfangreich. Ich konnte keine Sit-ups machen. Und auch nicht leise und unauffällig durchs Gelände robben. Wassergräben waren für mich unüberwindbar. Einzig als Sichtschutz für andere Kameraden, von denen sich locker drei samt Marschgepäck hinter mir verstecken hätten können, wäre ich einsetzbar gewesen.

So schön dieser gedankliche Ausflug in die französische Fremdenlegion auch war, so unrealistisch war er. Das begriff ich trotz einer gehörigen Menge Restalkohol in meinem Körper schnell. Mal ganz davon angesehen, dass ich nicht mal die Kohle fürs Zugticket gehabt hätte.

Doch aus irgendeinem Grund entmutigte mich diese Erkenntnis nicht. Ich war dick und fett. Versoffen und so nah dran wie nie zuvor, wirklich in die Gosse abzurutschen.

Ich weiß nicht, was ich gemacht oder gedacht hätte, hätte es an diesem Tag geregnet und ich hätte vom Boden aus, in meinem Erbrochenen liegend, durchs Fenster in tiefgraue Wolken geschaut.

So aber schöpfte ich an diesem Tag neuen Mut und fasste den Entschluss, mein Leben umzukrempeln.

Ich zog, die Arwo-Bau hatte mir mit meiner Entlassung auch das zur Verfügung gestellte Appartement gekündigt, zu

Gritt, einer engen Freundin. Ich musste ohnehin, das war für meinen gefassten Entschluss ganz wichtig, möglichst weit weg von diesem Keller der Verzweiflung, in dem es nichts gab außer Hoffnungslosigkeit, Melancholie und Alkohol. Ich erklärte ihr meine Situation in schonungsloser Ehrlichkeit. »Ich habe verstanden, was zu tun ist«, sagte ich ihr. »Ich werde es dieses Mal schaffen. Aber ich brauch dich dafür.«

Als Nächstes ging ich zu Ulrich Schwantes, einem Arzt meines Vertrauens, der mittlerweile mit dem Professorentitel ausgestattet war.

Eigentlich kam auch er aus Wuppertal-Ronsdorf. Mit seinem Sohn Sören hatte ich gelegentlich Zeit verbracht. Wir waren keine dicken Kumpels. Dafür trennten uns auch zu viele Jahre Altersunterschied, ich meine, es waren knapp fünf. Aber wenn wir uns trafen, hatten wir eine unkomplizierte und amüsante Zeit miteinander. Einmal, er war gerade achtzehn Jahre geworden, schlug er vor, gemeinsam nach Berlin zu fahren. Sein Vater lebe und arbeite inzwischen dort, habe eine Wohnung, die immer mal wieder frei stünde, wenn er bei Tagungen oder Kongressen sei. »Lass uns ein Wochenende dorthin. Wir könnten dort pennen«, meinte Sören. Wir pennten kurz, feierten intensiv, hatten maximalen Spaß.

Nun, Jahre später, erinnerte ich mich wieder daran und beschloss, Ulrich Schwantes in den Kreis meiner Vertrauten einzubeziehen.

Ich berichtete ihm von meinen vorherigen Versuchen, vom Alkohol loszukommen, und wie ich bisher jedes Mal wieder gescheitert war. Ich nahm ihn in meinen Erzählungen mit in die Einrichtungen Langenfeld und Tannenhof, schilderte ihm, wie weit ich eigentlich schon in der Christoph-Dornier-Stiftung gekommen war. Ich gestand ihm, dass ich alkoholisiert Auto gefahren war und keinen Führerschein mehr hatte. Ich legte alles auf den Tisch, weil mir klar war, nur so mein Leben umkrempeln zu können.

Professor Schwantes, den ich duzen durfte, war ein brillanter Zuhörer. Er gab mir die Zeit, ihm meine Geschichte, meine Gedanken und meine Sorgen darzulegen. Er hatte ein großartiges Gespür und ließ uns an den richtigen Stellen auch Raum für gemeinsames Schweigen. Und er fand genau den richtigen Ton in seinen Fragen, Ratschlägen und Antworten.

Er bestärkte mich in meiner neu gewonnenen Überzeugung, dass man das Gehirn in mühsamer Arbeit umprogrammieren könne. »Wenn du einen Grund hast zu trinken, kannst du auch einen Grund finden, nicht mehr zu trinken«, sagte er. Man trage Liebe, Energie und Lösungen in sich. Aber er machte mir, was ich ja bereits mehrfach selbst schmerzhaft erlebt hatte, ebenso klar, dass man »nicht mal eben so, im Vorbeigehen, sein Leben ändern kann«.

Wir sprachen über Piloten und deren Routinen vor dem Start eines Flugzeuges. Wie sie trotz ihrer jahrelanger Berufserfahrung und Tausenden Flügen immer wieder ihre Checklisten der Kontrollmaßnahmen durchgehen, bevor sie das Flugzeug startklar melden. »So in der Art musst auch du eine Routine für dich entwickeln. Der Plan ist der Anker deines Lebens.«

Wir verständigten uns darauf, dass ich mir einen klaren Tagesrhythmus angewöhnen müsse. Dass ich mir von ihm regelmäßig Blut abnehmen lasse, um dokumentieren zu können, keinen Alkohol getrunken zu haben. Gegen meine Angststörung verschrieb er mir Diazepam. Dann gab er mir seine Handynummer und erlaubte mir, ihn Tag und Nacht anzurufen, egal was auch sei. Mit einem Handschlag besiegelten wir unseren Deal. »Wir schaffen das«, sagte ich auch zu Professor Schwantes, um ihm dann anzukündigen: »Einmal werde ich heute noch trinken. Ein letztes Mal. Der letzte Alkohol meines Lebens.«

Kapitel 11
Kohlsuppe und neue Chancen

Zum ersten Mal in diesem Jahr verloren die Bayern. Trotz bester Chancen von Paulo Sérgio, Alexander Zickler und Giovane Élber. Selbst Mehmet Scholl, dieser Präzisionsschütze, traf nur den Pfosten gegen die abstiegsgefährdete Spielvereinigung Unterhaching. Es wollten einfach keine Tore fallen für die Mannschaft, die an Siege so gewöhnt war wie ich an Alkohol. Aber weil Miroslaw Spizak einen unerklärlichen Fehler von Jens Jeremies eiskalt nutzte und den Ball an Bayern-Torwart Oliver Kahn vorbeischlenzte, war die Sensation perfekt.

Ein herrlicher Tag, den meine Dortmunder abends mit einem 4:2-Sieg gegen den Hamburger Sport-Verein krönten.

Ich sah nur die Zusammenfassung der Spiele im Fernsehen. Am frühen Abend war ich bei Konnopke in der Schönhauser Allee Ecke Danziger Straße und gönnte mir eine Currywurst mit Pommes.

Während ich aß, ratterte die U-Bahn, die an der Schönhauser Allee als Hochbahn fährt. Autos dröhnten an meinem Stehtisch vorbei, den ich erst nach längerem Warten ergattert hatte. Der Kultimbiss, 1930 von einem Cottbuser Bauernsohn mit nur einem Klapptisch mit Schirm ins Leben gerufen, war wie immer bestens besucht.

Ich hatte mir eine Packung Zigaretten für diesen Tag gekauft. Aus der Flasche Wodka hatte ich mir schon ein paar kräftige Schlucke genehmigt. Saufen, fressen und qualmen – ein letztes Mal! Ein allerletztes Mal! Dieses Mal wirklich, schwor ich mir. Echt jetzt.

So oft schon hatte ich es mir selbst versprochen. So oft schon hatte ich es mir felsenfest vorgenommen und trotzdem nicht eingehalten. Kurzzeitig hatte ich, wie beschrieben, schon dem Alkohol entkommen können. Ich hatte es sogar geschafft, meinen Körper zu entwöhnen. Aber stets hatten Kleinigkeiten genügt, um rückfällig zu werden.

Als mein Wecker am nächsten Morgen um fünf Uhr klingelte, tat ich mich schwer, klare Gedanken zu fassen. Ich war betrunken und vollgefressen. Trotzdem raffte ich mich auf, so wie ich es mir vorgenommen hatte, und zog mich an. Ich zwängte mich in einen bunten Trainingsanzug aus Ballonseide, der irgendwann in den 80er- oder 90er-Jahren im Trend war. Bei mir ging es nicht darum, gut auszusehen, meine Kleiderwahl hatte ausschließlich zweckdienliche Hintergründe, weil mir nicht viel anderes passte.

Dann ging ich spazieren. Der Görlitzer Park, heute eher ein Berlin Schandfleck, lag direkt vor meiner Tür. Schon damals wurden dort Drogen verkauft. Allerdings weniger um diese Uhrzeit.

Ich konzentrierte mich nur auf mich, nahm weder Blumen noch Bäume, geschweige denn andere Menschen wahr. Ich versuchte auszublenden, was nah und was fern war, um mich angesichts meines Schneckentempos, mit dem ich mich bewegte, nicht selbst zu frustrieren.

Stattdessen feierte ich jeden Schritt als kleinen Erfolg. Laufen zu gehen, so wie ich es früher getan hatte, war unmöglich. Ich war zu schwer. Ich war froh, dass meine Knie es überhaupt mitmachten, meine hundertfünfundsechzig Kilo zu tragen.

Die Innenseiten meiner Oberschenkel rieben aneinander. Bei jedem Schritt berührten sie sich. Auf meiner Stirn und an meinem Rücken bildete sich, obwohl es so früh im Jahr noch kalt war, sofort Schweiß.

Nach wenigen Hundert Metern wurde mir schwindelig, und ich musste mich auf eine Bank hocken, weil ich das Gefühl hatte, ansonsten ohnmächtig zu werden. Ein Mann kam und fragte, ob er mir helfen könne. »Soll ich einen Krankenwagen rufen? Sie sehen gar nicht gut aus.«

Selber, dachte ich. Immerhin hatte der Mann, der sich um mich sorgte, ganz offensichtlich schon viele Drogen in seinem Leben konsumiert. Sein Gesicht war aschgrau und eingefallen. Ihm fehlten sogar Zähne. Ich weiß nicht, ob er einen festen Wohnsitz hatte oder in diesem Park schlief. Er hatte – aus meiner Sicht jedenfalls – viel mehr Hilfe nötig als ich. Er wirkte, als sei ihm sein Leben noch viel mehr entglitten als mir meines. Trotzdem war er es, der mir Hilfe anbot. Ich lehnte ab, sammelte neue Kräfte und setzte noch ein paar Mal einen Fuß vor den anderen, ehe ich nach Hause zurückkehrte.

Damals nutzte man noch keine Pulsuhren oder konnte dank Ortungssystemen die zurückgelegten Meter auf irgendeinem Messinstrument nachlesen. Ich ging einfach nach Gefühl. Vielleicht war es sogar ganz gut, dass ich anfangs die Kürze meiner bewältigten Strecke nicht kannte. So konnten mich keine ernüchternden Fakten runterziehen.

Mein Spaziergang am Morgen war eine meiner Routinen. Jeden Tag versuchte ich eine größere Strecke zu schaffen. Ich wurde immer härter zu mir. Verlangte mehr. Bis ich irgendwann durch den Park hindurch bis zu Sonnenallee laufen konnte.

Während der ersten drei Monate meines Entzugs war ich nicht in der Lage zu arbeiten. Ich durchlebte die gleichen Phasen, die ich bereits in Langenfeld, Tannenhof und in der Christoph-Dornier-Stiftung mitmachen musste. Wenn man dem Körper Alkohol vorenthält, an den er gewöhnt ist, steigt man in die Hölle ab, durchlebt schlimmste Qualen. Nachts lag ich im Bett neben Gritt. Sie hielt meine Hand, hielt mich fest, passte auf mich auf, während ich mit mir kämpfte.

Immer wieder musste ich mich selbst daran erinnern, wie diszipliniert ich sein konnte. »Wenn du jahrelang Energie aufwendest, dass keiner mitbekommt, dass du säufst, dann kannst du diese Energie auch nutzen, um nicht zu saufen«, trichterte ich mir wie ein Mantra ein.

Ich begann mit mir selbst zu reden. Beziehungsweise, und dieser kleine Unterschied ist ganz wichtig, begann ich sehr genau darauf zu achten, wie ich mit mir redete.

Ich glaube, dass den meisten Menschen gar nicht klar ist, wie häufig sie im Dialog mit sich selbst stehen. Und welche Folgen es hat, wie sie mit sich sprechen. Wenn ich den ganzen Tag vorwiegend in Zweifeln und entsprechend negativ mit mir spreche, ist es unmöglich, zuversichtlich und optimistisch durchs Leben zu gehen, geschweige denn, das eigene Hirn umzuprogrammieren und sich den größten Herausforderungen zu stellen.

Wenn ich mich selbst kleinrede, kann ich auch nicht groß werden. Unsere Ohren nehmen jedes Selbstgespräch wahr. Entsprechend aufbauend, zuversichtlich und positiv muss ich mit mir selbst reden. Ich wurde zu meinem eigenen Cheerleader, feuerte mich an, klatschte mir zu, machte mir Mut. Ich fing nicht nur an, äußerlich an mir zu arbeiten, sondern begann zu begreifen, wie wichtig mein Unterbewusstsein ist.

Joseph Murphy hat in seinem Buch *Die Macht Ihres Unterbewusstseins* auf einer der ersten Seiten geschrieben: »Das Unterbewusstsein ist die Kraft, die die Welt verändert. Was Sie sich vorstellen können, das können Sie auch erreichen.«

Mithilfe seiner Erklärungen habe ich angefangen zu begreifen, wie das Unterbewusstsein durch unser Denken gesteuert wird. Dass in unserem Unterbewusstsein der Schlüssel zum Glück liegt. Wie entscheidend unsere eigenen Gedanken dabei sind, ob wir unsere Ziele erreichen oder nicht. Nur wem es gelingt, das eigene Unterbewusstsein positiv zu beeinflussen, kann Schwächen in Stärken umwandeln und Herausforderungen mit Zuversicht meistern.

Natürlich ist das nichts, das von jetzt auf gleich funktioniert. Denken und daraus bedingtes Handeln bedarf intensiven Übens, ähnlich wie beim Erlernen einer Fremdsprache oder eines Musikinstruments.

Aber wer es verinnerlicht, positiv zu denken und dann auch handelt, denn nur durchs Denken passiert nichts, der kann Erstaunliches erreichen.

Mir gelang es auch nicht immer. Momente des Zweifelns gab es ständig. Wenn das Wetter schlecht war, es regnete oder stürmte, war es mühsam, mich zum Spaziergehen aufzuraffen.

Es gab Tage, an denen musste ich mir Babypuder, mit dem man bei Kleinkindern einen wunden Po behandelt, auf die Innenseiten meiner Oberschenkel auftragen, so wund hatte ich sie mir gescheuert.

Ganz vereinzelt gab es Momente, zum Glück nur zwei, drei Mal, in denen ich bemerkte, dass mein Blick beim Einkaufen für Sekundenbruchteile an einer Flasche Wodka hängen blieb. Dass ich ihr Aufmerksamkeit schenkte.

Dass ich diesen Moment überhaupt bewusst wahrnahm, war wichtig und gut. Irgendetwas war bei der Umprogrammierung meines Hirns offenbar bereits passiert, sonst hätte mich nicht umgehend ein warnendes Schaudern ereilt.

Wenn gar nichts mehr ging, mir die Kraft fehlte, mich selbst positiv zu bestärken, suchte ich die Nähe zu meiner besten Freundin und zu Professor Schwantes. Dann bauten sie mich wieder auf. Wir waren ein starkes Team.

Ich fing an, Kohlsuppen in sämtlichen Varianten zu kochen, zu essen und schnell an Gewicht zu verlieren. Ohne Alkohol, mit Bewegung und mit verbesserter Ernährung purzelten allein im ersten Monat zehn Kilo.

Als ich nach drei Monaten einen neuen Job fand, im Park Hotel Blub, ging ich zu Fuß zur Arbeit. Eine Stunde hin, eine Stunde zurück, zwölf Kilometer täglich.

Nachdem ich dreißig Kilo abgenommen hatte, kaufte ich mir ein Rennrad des US-Herstellers Trek. Eines mit schneller und aggressiver Race-Geometrie, wie mir der Verkäufer erklärte. »Perfekt geeignet, um der Konkurrenz davonzufahren.«

Der Mann war so in seinem Verkaufsmodus, dass er ganz offensichtlich übersah, dass ich trotz meiner massiven Gewichtsabnahme wie eine Presswurst in einer Radlerhose aussehen und mit Sicherheit nicht irgendeiner Konkurrenz davonfahren würde. Ich kaufte es trotzdem.

Die ersten Meter waren die Hölle. Bei meinem Gewicht wäre ein gemütlicher, gepolsterter Sattel das Richtige gewesen. Kein ergonomisch geformter, auf dem das Sitzen einfach nur wehtat. Ich hatte Angst, meine Eier aus dem Hodensack zu pressen. Trotzdem biss ich die Zähne zusammen und fuhr weiter.

Bei einer der ersten Touren musste ich dann eine dieser Erfahrungen machen, die wohl jeder Rennradneuling schmerzhaft machen muss. Als ich auf eine Ampel zufuhr, mein Tempo verringerte, hatte ich vergessen, dass meine Füße in speziellen Schuhen steckten, die mit einem besonderen System an den Pedalen befestigt werden. Klickpedale nennt man das in der Rennradfahrer-Sprache. Nichtradler kennen diesen speziellen Sound, den die dazugehörigen Schuhe bei jedem Schritt machen, dieses Klickerdiklack, wenn die besondere Radlerspezies in genitalquetschenden Radlerhosen am Wochenende in Cafés einfällt.

Sie sind dafür da, dass der Fuß einen sicheren Halt auf dem Pedal hat, er nicht abrutschen kann und man dementsprechend eine effizientere Kraftübertragung hat. Das bedeutet aber auch, dass man den Fuß nur durch eine spezielle Bewegung, indem man den Hacken nach außen dreht, vom Pedal bekommt.

Das hatte ich vergessen, sodass ich einfach zur Seite kippte und umfiel. Zum Glück zog ich mir lediglich eine Prellung zu.

Wie beim Spaziergehen steigerte ich langsam die Distanzen, bis ich es morgens vor der Arbeit am Wannsee vorbei bis nach Potsdam schaffte und zurück. Sechzig Kilometer waren das insgesamt.

Bei jedem Kilometer, den ich mehr auf dem Rad zurücklegte, stellte ich mir vor, mit Lance Armstrong zu fahren. Heute ist der für viele nur der überführte Doper. Für mich war der damals ein ganz wichtiges Vorbild.

Mein Blick auf ihn änderte sich auch nicht durch die Tatsache, dass ihm mittlerweile alle seine sieben Tour-de-France-Siege aberkannt wurden. Ebenso wenig, als ihm eine lebenslange Sperre auferlegt wurde und Pat McQuaid, der Präsident der UCI, über ihn sagte: »Lance Armstrong hat keinen Platz mehr im Radsport.«

In meinem Leben hat er eine wichtige Rolle gespielt. Er war eine Quelle der Inspiration, weil er als Todgeweihter den härtesten Wettkampf der Welt gewinnen konnte.

Der Hodenkrebs war in seinem Körper hochgewandert, hatte sich im Bauchraum, in der Lunge und selbst im Kopf ausgebreitet. Armstrong konnte nicht mehr scharf sehen, bekam Kopfschmerzen und hustete Blut. Die Ärzte räumten ihm eine Überlebenschance von etwa fünfzig Prozent ein.

Sein Hoden wurde ihm entfernt, Krebsgewebe vom Gehirn entnommen. Er wurde bestrahlt und kämpfte gegen das Sterben. Doch obwohl er eine fast fünfzehn Zentimeter lange Narbe im Genitalbereich hatte, stieg er unmittelbar nach dem operativen Eingriff wieder aufs Rad, ein Mountainbike, um geschwächt wie er war ein paar Hundert Meter den Fahrtwind zu spüren.

Armstrong machte aus seinem Kampf gegen den Krebs einen sportlichen Wettkampf, bei dem es für ihn nicht infrage kam zu verlieren.

Er gewann 1999 erstmals die Tour de France, danach wieder und wieder. Er besiegte nicht nur den Krebs, sondern wurde ein großer Athlet, ein Superman des Radsports. Zumindest bis er des Dopings überführt wurde. Ich fing an, ihn sogar dafür zu bewundern, wie er auf seinem Fahrrad psychologische Kriege führte und seine Gegner einschüchterte.

Armstrong sagte einmal: »Ich bin ein Kämpfer. Als solcher wuchs ich auf. Ich war ein Kämpfer auf dem Rad und auch neben dem Fahrrad. Im Rennen wollte ich der Beste sein und kämpfen. Das habe ich vergessen abzustellen. Ich habe immer und überall weitergekämpft – im Umgang mit Teammitgliedern, in Pressekonferenzen, selbst in meinen Beziehungen.«

Ich trug bereits sein gelbes Armband, das zugunsten seiner Antikrebs-Stiftung »Livestrong« erfunden worden war, bevor es 2004 international bekannt wurde. Ich hatte mir mehrere davon viel früher aus den USA bestellt, was damals gar nicht so einfach war.

In meinen Gedanken war ich Lance Armstrong. Wenn ich nach Potsdam fuhr, stellte ich mir vor, die Alpe d'Huez zu bezwingen. Der Galibier ist höher, der Ventoux steiler, der Anstieg zum Tourmalet länger. Trotzdem ist die Alpe d'Huez mit ihren einundzwanzig Kehren, 7,9 Prozent Durchschnittssteigung und tausendneunzig zu bezwingenden Höhenmetern von einer Aura umgeben, wie sie Wimbledon im Tennis hat.

Armstrong war wichtig für mich, um meinen Weg zu schaffen. Er war mein Vorbild, das seinen Weg durch die tiefsten Täler der Verzweiflung, der Hoffnungslosigkeit und Frustration gegangen war und aus ihnen stärker als je zuvor hervorgegangen ist. An dieser Leistung änderte sich für mich auch nichts, nachdem seine Lügen und sein Dopingmissbrauch ans Tageslicht gekommen waren. Mich persönlich hat er nie belogen oder verarscht. Er hat mich auf wichtigste Weise inspiriert, an mich zu glauben und nicht aufzugeben.

Auf meine rechte Wade habe ich mir daher einen seiner Sprüche, später auch Titel seines Buches, »Every second counts« tätowieren lassen. Außerdem »18. Februar 2001«, den Tag, seitdem ich trocken bin.

Ein halbes Jahr nachdem ich beschlossen hatte, nie wieder Alkohol zu trinken, wog ich siebzig Kilo weniger. Ich hatte es vom Hundertfünfundsechzig-Kilo-Koloss zum Fünfundneunzig-Kilo-Mann geschafft, der nicht mehr bereits bei der kleinesten Anstrengung ein Sauerstoffzelt benötigte.

Zur Belohnung für mein Erreichtes ging ich einkaufen. Ich war während meiner Spaziergänge oft an einem Herrenausstatter vorbeigekommen, der mir gefallen hatte. Er bot maßgeschneiderte Hemden und Anzüge an.

Wäre ich gleich am Anfang meines vierten Entzugsversuchs reingegangen, hätte er wahrscheinlich nicht mal genug Stoff gehabt, um meinen Körper komplett zu umhüllen. Aber nun wollte ich mich endlich mal wieder gut fühlen, mit Klamotten, die etwas ausdrücken, das Wesen eines Menschen unterstreichen – und ihn nicht bloß irgendwie verdecken.

An einem 1. Mai saß ich mit meiner besten Freundin auf dem Dach des Mehrfamilienhauses, in dem wir wohnten. Es war keine öffentliche Terrasse. Es gab keine Umrandung, und man musste ein bisschen über eine Feuerleiter klettern und um einen Schornstein herumturnen. Dann kam man auf eine Fläche, vielleicht drei mal drei Meter, auf der man herrlich sitzen und über Kreuzberg schauen konnte.

An vielen anderen Abenden des Jahres hätte dieses Fleckchen, vor allem wenn zwei Menschen ganz innig aneinander gekuschelt dort hocken, großes Kitschpotenzial. Es wäre wie gemacht für das letzte Bild einer schnulzigen Liebeskomödie. An diesem frühen Abend allerdings passte das, was sich auf den Straßen unter uns abspielte, so überhaupt nicht zu unserer Stimmungslage.

Vermummte Idioten setzten Mülltonnen und Autos in Brand. Polizisten versuchten die Maidemonstranten zurückzudrängen. Wasserwerfer kamen zum Einsatz. Auf Berlins Straßen war es laut, aggressiv und beängstigend. Über unseren Köpfen kreisten Polizeihubschrauber, um eine bessere Übersicht über das Geschehen zu haben.

Gritt hielt meine Hand, wie sie es in zahlreichen Nächten zu Beginn meines Entzugs getan hatte, und lehnte ihren Kopf an meine Schulter. Ihr Haar kribbelte an meiner Wange und meinem Hals. Es fühlte sich anders an als sonst. Es war das erste Mal seit vielen Monaten, womöglich noch länger, dass ich bewusst den Kontakt einer Frau wahrnehmen und genießen konnte.

Ich fühlte mich gut. Ich hatte ohne Probleme auf das Dach klettern und mich auf den Boden setzen können. Es war nichts mehr im Weg. Kein Hosenbund spannte mehr. Ich war wieder ein Mensch, der am normalen Leben teilnehmen konnte.

Plötzlich küssten wir uns. Ich weiß nicht mehr, ob der Impuls von ihr oder mir ausging. Aber wir erwiderten leidenschaftlich, was der andere tat.

Ihre Lippen waren sanft und ihre Küsse fordernd. Wir knutschten wie verliebte Teenager, die nicht genug voneinander bekommen können. Ihre Hände waren in meinem Gesicht, auf meinem Hals, es war, als würde Gritt eine erotische Forschungsreise auf meinem Körper unternehmen, der erstmals seit langer, langer Zeit wieder erforschenswert war. Wenngleich ich noch überschüssige Haut an mir hängen hatte, ein Überbleibsel meiner massiven Gewichtsabnahme.

Irgendwann war unsere Lust so groß, dass wir miteinander schliefen. Womöglich zur großen Erheiterung der Hubschrauberpiloten.

Auch beruflich gab es wieder Höhepunkte. Eine Head-hunterin kontaktierte mich, um mich für ein spannendes Projekt zu empfehlen. Das Hotel Windsor war in die Jahre gekommen. In den 50er-Jahren wohnten hier Stars wie Mar-lon Brando oder Harry Belafonte. Aber von diesen glän-zenden Zeiten war nichts mehr übrig geblieben. Doch nun, seit Berlin nach der Wiedervereinigung zu einem Standort wurde, der für Investoren spannender war als Paris oder London, eine Hauptstadt quasi zum Verkauf stand, fand der Altbau in der Knesebeckstraße, Nahe dem Berliner Ku-damm, in Abraham »Aby« Rosenthal einen neuen Besitzer.

Sein erstes Geld hatte Rosenthal mit dem Verkauf von Jeans verdient. Angeblich soll es eine Million gewesen sein. Er investierte es in Immobilien und fand Gefallen an diesem Geschäft. Die Projekte, in die er investierte, wurden immer größer. Seine Gewinne auch.

Ins alte Hotel Windsor hatte er allein bei der Renovierung an die vier Millionen Euro investiert.

Nun sollte ich dieses Schmuckkästchen am Markt etablie-ren. Ich buchte mich schon ein paar Tage vor meinem Ter-min mit Rosenthal im Hotel ein. Ich wollte fühlen, wie es sich im Gates, wie das Haus nach der Umbenennung hieß, schlief. Ich wollte die Geräuschkulisse aufsaugen, mehr in der Lobby hängen als im Internet und ein Gefühl für das Haus bekommen, ehe ich den Besitzer traf.

Jedes Hotel hat eine Seele, hat etwas Einzigartiges. Wer es leitet oder in Führungspositionen des Hauses arbeitet, muss es kennen. Für mich versteht es sich von selbst, mich ent-sprechend vorzubereiten, ehe ich einen neuen Job antrete.

Ich traf Abraham Rosenthal in seinem Büro. Er war klei-ner als erwartet. Die Haare zurückgegelt, die Hose mit Ho-senträgern befestigt. Er war ununterbrochen am Rauchen. Sofort spürte ich eine Energie in diesem Raum, die unfass-bar war.

Auf seinem Schreibtisch stand ein Schachbrett, er war begeisterter Spieler. Unser Gespräch ging hin und her. Wir streiften durch meine und seine Erfahrungen in der Hotellerie, tauschten Erwartungen aus und merkten schnell, dass wir auf einer Wellenlänge waren. Dann fasste ich mir ein Herz und unterbreitete ihm meine Vorgeschichte. »Ich fühle mich stabil. Ich habe keinen Suchtdruck. Ich kann Ihnen versprechen, alles zu geben. Ich möchte aber, dass Sie genau wissen, wem Sie Ihr Hotel anvertrauen«, sagte ich letztlich.

»Herr Beck«, begann Abraham Rosenthal, »ich sehe vor mir einen aufgeräumten, enthusiastischen, agilen, engagierten Mann. Ich vertraue Ihnen. Wenn Sie wollen, haben Sie den Job. Und wenn Sie Scheiße bauen, dann schmeiß ich Sie halt wieder raus.«

So war er wirklich. Immer klar raus. Immer ehrlich. Entsprechend antwortete er auch, als ich ihn kurze Zeit später fragte, ob er Wochenberichte oder Aktivitätsprotokolle haben wolle, um zu wissen, was in seinem Hotel so los sei. »Ich habe hier einen Manager eingestellt. In dem Moment, wenn ich von einem Manager einen Wochenbericht verlange, müssen sie mich erschießen. Dafür sind Sie doch da. Kontrolle ist gut. Vertrauen ist besser. Ich vertraue Ihnen. Sie machen es schon.«

Eine Viertelmillion von Rosenthals Investitionen waren für PCs mit High-Speed-Internetanschluss in jedem einzelnen der zweiundsiebzig Zimmer ausgegeben worden. Zur Erinnerung: Wir befinden uns in einer Zeit, in der Mark Zuckerberg Facebook noch nicht gegründet hatte. Es sollte noch fünf Jahre dauern, ehe Steve Jobs das erste iPhone präsentierte. Damals hatte nicht mal jeder zweite Haushalt einen Internetanschluss. Ein PC mit Internetanschluss im Hotel war etwas Besonderes.

Entsprechend überschlug sich damals auch die Presse über diesen Coup. »Im Berliner Internet-Hotel wird Schlafen zu einer Nebensache«, titelte *Die Welt*. Im Artikel hieß es dann:

»Solche Ankündigungen ist der misstrauische Computerbenutzer ja schon von allerlei Netzanbietern gewohnt – ›High Speed‹ heißt es da, und dann steht der Nutzer im Stau auf der Datenautobahn. Im ›Gates‹ dagegen sitzt der Hotelgast keinen leeren Versprechungen auf. Mit bis zu 2,3 Megabyte pro Sekunde – der 36-fachen ISDN Übertragungsgeschwindigkeit – rauschen die Internetseiten auf dem Flachbildschirm vorbei. Der Service ist im Zimmerpreis mit inbegriffen – egal wie lange man im World Wide Web verweilt. (…) Für Fragen ist ein Internet-Fachmann rund um die Uhr ansprechbar.«

Bei alledem, so urteilte der Redakteur schließlich, bleibe »die Atmosphäre angenehm unberührt von jedem High-Tech-Gefühl: Die Zimmer sind in ihrer typischen Berliner Altbauweise belassen worden, selbst die Doppelfenster sind noch aus lackiertem Holz. Die Lobby nebst Treppenhaus steht sogar unter Denkmalschutz, kunstvoll gedrechselte Treppengeländer und die hohe Kassettendecke nebst tiefrotem Läufer erinnern an die vergangenen prunkvollen Zeiten des 1890 im Gründerstil erbauten Hotels.«

Wir trommelten laut – und fanden Gehör. Unser kleines Schmuckkästchen wurde wahrgenommen und stieß auf Interesse. Uns gelang es, dass Schauspieler des Berliner Renaissance-Theaters bevorzugt zu uns kamen und teils für die gesamte Dauer ihres Engagements, also mehrere Monate, bei uns eincheckten.

Wir erarbeiteten uns eine Wahrnehmung und einen so guten Ruf, dass selbst ein Carl von Weizsäcker, Physiker, Philosoph und Pazifist sowie Bruder des langjährigen Bundespräsidenten Richard von Weizsäcker, sich entschied, bei uns zu wohnen und nicht in den umliegenden Fünf-Sterne-Häusern, von denen es genügend in Berlin gibt.

Weihnachten 2002 hatten wir, das ist in Business-Hotels so üblich, eine geringe Auslastung. Weil die Leute zu ihren Familien fahren, stehen viele Zimmer leer.

Wir beschlossen also, fünfzig dieser Zimmer Bedürftigen zur Verfügung zu stellen. Mithilfe von verschiedenen Wohltätigkeitseinrichtungen suchten wir gezielt nach Obdachlosen, denen Übernachtungsgutscheine für den 24. Dezember überreicht wurden.

Auf ihren Zimmern lagen Zahnbürsten, Zahnseide und Zahnpasta bereit. Wir hatten zusätzlich zu den ohnehin ausgelegten Kosmetikartikeln noch weitere Hygieneartikel besorgt. Abends gab es für alle ein festliches Abendessen mit Gänsebraten, Rotkohl und Klößen.

Als ich mit einem Obdachlosen ins Gespräch kam, fing er plötzlich an, unseren Austausch beenden zu wollen. Er suchte galant nach einer Ausrede, um nicht weiter mit mir plaudern zu müssen. Als ich ihn direkt nach dem Warum fragte, sagte er: »Es gibt doch Computer auf dem Zimmer. Ich möchte die Chance nutzen und Bewerbungen schreiben.«

Kapitel 12
Mutation zum Fünf-Sterne-Arschloch

Ich rannte schneller. Immer schneller. Mit ganz langen Schritten flog ich an anderen Läufern vorbei. Leicht und erfrischt. Ich passierte schicke Villen und Clubhäuser von Segelvereinen. Mittlerweile lief ich die Alsterrunde in achtundvierzig Minuten. Auf der Kennedybrücke, die die Binnen- von der Außenalster trennt, zog ich für die letzten Meter noch einmal richtig an. Links von mir sprudelte die Alsterfontäne vierzig Meter in die Höhe, rechts sah ich Ruderer, die in ihren Booten übers Wasser glitten. Wie hatte Langstreckenläufer Emil Zátopek, die tschechische Lokomotive, mal so schön gesagt: »Vogel muss fliegen, Fisch muss schwimmen, Mensch muss laufen.«

Mein Leben hatte wieder richtig Fahrt aufgenommen. Nicht nur beim Laufen an der Alster. Auch sonst. Von der Gosse hatte ich mich wieder richtig, richtig weit entfernt.

Nach nur zweieinhalb Jahren in Berlin hatte ich das nächste Karriereangebot bekommen. Dieses Mal aus Hamburg. Und dieses Mal sollte ich ein Haus übernehmen, das in Sphären der Hotellerie schwebte, in denen ich mich bis dato noch nicht hatte bewegen dürfen.

Ich bat Abraham Rosenthal um ein gemeinsames Mittagessen. Wir gingen zu unserem Stammitaliener Pasta & Basta. »Was rutschen Sie denn so nervös auf Ihrem Stuhl herum?«, fragte er mich, noch ehe wir unsere Bestellung aufgegeben hatten. »Wenn Sie etwas zu sagen haben, sagen Sie es einfach. Klarheit«, sagte er, »ist freundlich. Unklarheit unfreundlich.«

Ich hatte trotzdem ein schlechtes Gewissen, mit der Wahrheit rauszurücken. Ich fürchtete, undankbar rüberzukommen, richtig undankbar. Anstatt den Mann, der mir die Chance gegeben hatte, in der Tophotellerie wieder Fuß zu fassen, weiter zu unterstützen, sein Haus noch mehr zu verbessern, zog ich sehr ernsthaft in Erwägung, ihn nach kurzer Zeit wieder zu verlassen.

»Ich habe ein Angebot«, sagte ich Rosenthal mit so geringem Selbstvertrauen, wie es für eine Führungsperson eigentlich unangemessen ist.

Zu meiner Überraschung wurde er weder wütend noch schnippisch. Er gab sich nicht gekränkt oder beleidigt, sondern bat mich ganz ruhig, ihm mehr von dem Interessenten zu berichten.

»Ich habe mich mit Gregor Gerlach getroffen, er möchte mich fürs Side Hotel Hamburg haben.«

Natürlich wusste Rosenthal sofort, wer Gerlach war. Seit den 1970er-Jahren betrieb seine Familie Hotels. Vater Theo hatte das erste eröffnet, als Gregor Gerlach gerade mal fünf Jahre alt war. Sie kauften immer mehr. Mittlerweile hatte der Sohn sein BWL-Studium abgeschlossen und Berufserfahrung bei McKinsey gesammelt. Nun führte er unter anderem ein besonderes Haus in Hamburg.

Das Side war das erste Fünf-Sterne-Superior-Design-Hotel Deutschlands, ein Zig-Millionen-Euro-Projekt. Durchgestylt bis in den letzten Winkel. Dafür hatte Gerlach den italienischen Architekten und Designer Matteo Thun gewinnen können, einen der umtriebigsten Gestalter Europas. Der verlieh Espressotassen ebenso ihre Form wie Uhren, Waschtischen oder Lampen. Der Mann schuf Schönheit und Anmut, verwandelte Räume in magische Orte von purer Eleganz. Einst richtete Thun das Münchner P1, den Inbegriff des Schickimicki-Clubs, ein. Nun machte er etwas aus dem Side, was es so damals in der Hotellerie noch nicht gegeben hatte.

Nichts wurde dem Zufall überlassen. Der Installations-
künstler Robert Wilson entwarf eigens für dieses Hotel eine
Lichtchoreografie. Das Haus war ein absolutes Meisterwerk.
Ein Kunstwerk, in etwa wie ein Bild von Jean-Michel Bas-
quiat, der als erster afroamerikanischer Künstler den Durchbruch in der amerikanischen Kunstwelt schaffte. Ein bisschen
schrill, definitiv ungewöhnlich, ein absoluter Hingucker.

Als ich mit Gerlach zusammensaß, fragte ich im zweiten
Satz: »Warum trauen Sie es mir zu, dieses Haus zu führen?«

Und er sagte: »Wir wollen jemand, der anders auf die
Dinge schaut. Wir wollen jemand, der verkaufen kann, im
Marketing stark ist, der die passende Geschichte zu unserem
Haus erzählt.«

Ich hatte tatsächlich eine klare Vision fürs Side. »Stellen
Sie sich eine Familie vor, wohlhabend, die Eltern sind siebzig, ihre Kinder vierzig mit eigener Familie. Die ältere Ge-
neration geht ins Vierjahreszeiten oder von mir aus auch ins
Atlantik. Aber die Kinder kommen zu uns. Wir sind Luxus,
ohne steif zu sein. Ästhetisch, aber bei uns wird niemand
von schweren Teppichen erschlagen. Wir haben eine elegante
Lässigkeit. Wir sind fachlich perfekt, immer höflich, aber bei
uns hat niemand einen Stock im Arsch. Wir sind cool, aber
niemals zu cool, um zu arbeiten. Wir sind Perfektion in nie
da gewesener Leichtigkeit.«

Und im Übrigen, ergänzte ich, sei das Side »viel zu günstig. Alle Spitzenhäuser sind teurer als wir. Wir sind während
ähnlicher Zeiträume dreißig bis vierzig Euro günstiger in
vergleichbaren Kategorien. Wir müssen teurer werden, um
in der Klasse wahrgenommen zu werden, in die das Side gehört. Auch auf die Gefahr hin, dass wir zunächst Gäste verlieren. Wir sind zu günstig, um richtig ernst genommen zu
werden.«

Gerlach gefielen meine Ideen ganz offensichtlich, er wollte
mich weiterhin haben.

Rosenthal hatte interessiert zugehört, dann sagte er, während er mir die Hand ausstreckte: »Ich freue mich für Sie. Und für uns. Es ist doch eine Auszeichnung, wenn so ein renommiertes Hotel seinen General Manager aus dem Gates holen möchte. Die Chance dürfen Sie sich nicht entgehen lassen. Nehmen Sie an.«

Also zog ich weiter.

Das Side hatte eine ganz andere Klangatmosphäre als jedes Hotel, in dem ich zuvor gearbeitet hatte. Wir hatten einen DJ in der Lobby, dessen Bässe das Klickern von Pfennigabsätzen oder das Geräusch von hinterhergezogenen Rollkoffern übertünchten. Wobei es nie zu laut war. Die Bässe schrien nicht »hier wohnt viel Geld«. Es war kein aufdringliches Angebergewummer. Es waren eher Klänge wie das Trommeln eines erfrischenden Sommerregens, nicht wie das dumpfe Dröhnen eines Hitzegewitters. Wir stimulierten die Reize, ohne dass es jemand merkte. Alles war harmonisch komponiert – das Licht, der Sound, sogar der Duft.

Für mich persönlich war der Wechsel ins Side ein Aufstieg, vergleichbar mit dem eines Fußballtrainers, der von Hoffenheim zu Bayern München geht. Wir hatten es zwar auch mit dem Gates geschafft, mit unserer Internet-auf-jedem-Zimmer-Idee in der *New York Times* erwähnt zu werden, aber so eine hohe Aufmerksamkeit wie in Hamburg hatte ich zuvor nie erlebt. Selbst unsere mediale Präsenz mit dem Renaissance-Hotel in Dortmund war um ein Vielfaches geringer. Das Side, mehrfach ausgezeichnet, strahlte. Und ich ließ es noch heller strahlen.

Ich überzog Hamburg mit meinen Visitenkarten. Wo gefeiert wurde, war ich. Ganz gleich ob bei Ballettempfängen im Theater, bei politischen Veranstaltungen oder bei Sportevents. Hätte man damals schon Hashtags benutzt, hätte ich #Beckbaggert wählen müssen.

Ich hatte einst, kurz nach der Schule, nebenher als Staubsaugervertreter gejobbt, um mir Geld dazuzuverdienen. Tausende Türen wurden mir vor der Nase zugeschlagen. Ich lernte es, ein »Nein« zu akzeptieren und mich nicht davon entmutigen zu lassen. Ich klingelte so lange, bis ich meinen Teppichreinigungsschaum samt Kobold-Sauger von Vorwerk vorführen durfte. Mit einer ähnlichen Beharrlichkeit, mit der ich damals durch die Straßen Wuppertals zog, arbeitete ich mich nun systematisch durch Hamburg. Nur eben ohne Staubsauger im Gepäck, dafür aber mit der Mission, dass jeder in Hamburg vom Side gehört haben musste.

Der Job eines Hotelmanagers weist gewisse Parallelen zu dem eines Fußballtrainers auf. Als Hotelmanager musst du nicht selbst kochen können, du musst aber ein Gefühl dafür haben, welche Speisen die Gäste begeistern können. Ein guter Trainer muss auch kein guter Spieler gewesen sein.

Als Hotelmanager brauchst du die Gabe, vom Ende her denken zu können. Also: Wie fühlt sich der Gast, wenn er das Hotel verlässt? Wenn er im Auto sitzt, aus der Tiefgarage fährt und im Rückspiegel das Hotel sieht? Wenn er dann, ein paar Kilometer entfernt, in den mitgegebenen Apfel beißt, über den wir ihm noch gesagt haben, dass er handgepflückt aus dem Alten Land stammt?

Als Fußballtrainer benötigst du auch eine Taktik, die dich nach der Gesamtspielzeit zum Sieg bringt und nicht bloß zwanzig Minuten führen lässt.

Ziemlich zu Beginn meiner Amtszeit trommelte ich unsere ganze Belegschaft zusammen und holte sie bezüglich meiner Ideen und Überzeugungen ab. »Ich möchte, dass jeder Gast zu jeder Zeit das bestmögliche Erlebnis bei uns im Hotel hat. Ich möchte, dass wir Momente kreieren, von denen der Gast nicht im Entferntesten ahnt, dass wir hinter dem Moment stecken. Wenn ein Gast bei uns mit seinem Kind an der Rezeption steht und fragt, wo die Toilette ist, möchte ich, dass wir ihm nicht bloß den Weg dorthin erklären, ich möchte, dass wir mit ihm mitgehen und den Weg zeigen.«

Wasser koche, sagte ich, ein Satz, den ich hunderttausend Mal bei der Bundeswehr gehört hatte, »bei hundert Grad, nicht bei neunundneunzig. Wer mit mir arbeitet, von dem erwarte ich, dass er die Extrarunde macht. Ich möchte, dass wir das beste Hotel der Stadt werden. Dass wir in einem Atemzug mit den renommierten Häusern genannt werden. Wir müssen dahin kommen, dass jeder Superstar, der nach Hamburg kommt, bei uns wohnen möchte. Wer fremdgeht, geht bei uns fremd. Ich möchte, dass wir mit der Präzision eines Uhrwerks funktionieren, ohne dass es angestrengt wirkt. Ich möchte nicht mehr und nicht weniger, als dass Sie die Gedanken unserer Gäste kennen, ehe sie sie gedacht haben.«

Ich war nicht wie die meisten Hotelmanager damals. Die überwiegende Zahl kam aus dem Food & Beverage-Bereich. Sie konnten sich stundenlang damit beschäftigen, ob der im Restaurant servierte Rosenkohl aus Frankreich oder Italien kam. Das war mir egal, solange der Gast am Ende mit seinem Essen zufrieden war. Ich war auch niemand, dem es selbst gelang, den Gast vor Vergnügen mit der Zunge schnalzen zu lassen. Ich hatte aber, darin lag meine Stärke, immer die Fähigkeit, Leute zu finden, die diese Momente erzeugen konnten.

Ich würde behaupten, dass ich stets ein gutes Gefühl für Mitarbeiter hatte und diese auch motivieren konnte. Zumindest bildete ich es mir mit einem gewissen Maß an Selbstverliebtheit ein.

Ich war tatsächlich motivierter als je zuvor. Mein Tag war durchgetaktet, hatte eine gute Struktur. Ich nahm mir Zeit für meinen Körper. Regelmäßig ging ich zum Kampfsport.

Im Zanshin Dojo in Bahrenfeld übte ich Thaiboxen. Schon nach dem Warm-up-Zirkel brannten die Muskeln in meinem

Körper. Wenn der Trainer einmal in die Hände klatschte, schmissen wir uns auf den Boden, machten Liegestütze, bei zweimal Klatschen Sit-ups und immer so weiter. Ich liebte es, wenn meine Fäuste gegen Pratzen klatschten. Ein Volltreffer, im richtigen Winkel, mit dem richtigen Schwung und dem richtigen Tempo klingt richtig gut. Wenn wir in den Ring zum Sparring stiegen, fühlte ich mich wie Rocky Balboa. Mit dem einzigen Unterschied, dass uns, selbst wenn wir Treffer kassierten, nichts passieren konnte. Wir waren überall geschützt, beinah so, als hätte man uns mit Luftpolsterfolie am ganzen Körper eingewickelt. Eigentlich fehlte nur der gelbe Aufkleber »Achtung zerbrechlich« auf uns Thaiboxern. Nach ein paar Monaten konnte ich sogar den sogenannten Crocodile Kick. Dabei deutet man einen Front-Kick an, irritiert seinen Gegner und kickt letztlich über dessen Schulter seitlich zum ungeschützten Kopf.

Weil der Arzt meines Vertrauens, Professor Schwantes, ein paar Hundert Kilometer entfernt war, hatte ich mir mit Ansgar Frieling auch in Hamburg einen richtig guten Therapeuten gesucht. Ich nahm noch immer Medikamente, um das hohe Drehen meines inneren Ferrari-Motors im Zaum zu halten. Er lief rund und geschmeidig, stets im passenden Tempo.

Eines Morgens ging ich durchs Hotel und sah unsere Empfangschefin, wie sie kauend hinter der Rezeption stand. Als sie bemerkte, dass ich sie irritiert anschaute, versuchte sie es zu verbergen. »Was kauen Sie denn da?«, fragte ich. Nachdem sie endlich runtergeschluckt hatte, erzählte sie, dass sie noch keine Zeit gehabt habe, zu frühstücken. Außerdem sei kein Gast da gewesen, flüchtete sie sich, ohne dass ich überhaupt etwas gesagt hatte, in Entschuldigungen und Ausreden.

»Das interessiert mich nicht«, entgegnete ich ihr barsch. »Wer im Dienst kaut, noch dazu im Sichtbereich von Gästen, dem fehlt es an Haltung. Sie haben nicht kapiert, was ich von Ihnen erwarte.«

Ich fragte sie, ob sie sich vorstellen könne, welchen Eindruck ein Gast habe, wenn er anreist und als Erstes sehe, wie ihm ein Angestellter kauend gegenüberstünde. »Die bezahlen richtig viel Geld, weil sie in einem besonderen Haus besondere Momente erleben wollen. Und damit meine ich keine kauenden Mitarbeiter. Wir sind hier ja nicht im Zoo. Erklären Sie dem Gast dann mit vollem Mund unser Haus? Oder muss er damit rechnen, Ihre Speisereste entgegengespuckt zu bekommen, wenn er eincheckt?«

Spitzenleistung geht nur mit Disziplin, erklärte ich ihr in einem Ton, den ich bei der Bundeswehr kennengelernt hatte. Hart, laut, überdeutlich und überzogen, um unverständlich klarzumachen, dass diese Haltung nichts mit der von mir geforderten Coolness zu tun habe. »Das ist dämlich und unprofessionell.«

Ich legte der Mitarbeiterin nahe, sich einen anderen Job zu suchen. Ich musste, so dachte ich damals, dieses harte Zeichen an die übrigen hundertdreißig Mitarbeiter senden.

Gegenüber einem Pagen, der schlecht gelaunt an der Tür stand, ließ ich gerade noch mal Gnade walten und schickte ihn lediglich vorübergehend nach Hause, nachdem er mir private Probleme glaubhaft dargelegt hatte. »Dann lösen Sie die. Und kommen Sie erst wieder, wenn Sie gut gelaunt und mit Freude unsere Gäste in Empfang nehmen können. Das haben sie nämlich hier verdient.«

Einem Mitarbeiter aus dem Service kündigte ich. Er hatte Wagyu Beef, das beste Fleisch, das es gibt, gestohlen. Es ist so zart, dass es auf der Zunge zerfließt, für jeden Fleischfan ist es eine Versuchung, und entsprechend teuer ist es.

Ich sei ein »Purist aus Leidenschaft«, schrieb *Die Welt* bereits kurz nach meiner Ankunft über mich. »Seine Kompromisslosigkeit hat Olaf Beck auf die Siegerseite des Lebens gespült«, hieß es in dem Artikel. Der Autor hatte damals keine Ahnung, dass ich in meinem Leben schon mehrfach von der Siegerseite abgerutscht war und auch die dunklen, schwer zu ertragenen Seiten nur zu gut kannte. Entsprechend folgerte der Journalist weiter: »Er passt in das helle, puristische Ambiente der Side-Suite, von der man über die Dächer Hamburgs blickt, zu den spiegelglatten weißen Schleiflacktüren und der minimalistischen, aber edlen Einrichtung, die ihn umgibt.«

Wir erzielten zeitweilig ein Umsatzplus von über fünfunddreißig Prozent sowie eine jährliche Auslastungsquote von sechsundsiebzig Prozent. Neuerdings stand vor unserem Hotel auch immer mal wieder der Bus der deutschen Nationalmannschaft.

Irgendwann im Sommer 2004 war Oliver Bierhoff, der gerade Manager der deutschen Nationalmannschaft geworden war, Gast im Side. Ich traf ihn zufällig im Aufzug. Wir waren uns knapp zehn Jahre zuvor schon einmal im damaligen Schlosshotel Goldschmieding begegnet. Das war zu meinen Anfängen in der Hotellerie, als ich mich gerade im Aufstieg befand und er noch Nationalspieler war. Damals hatten wir uns ausführlicher unterhalten. Als ich mich ihm nun vorstellte und ihn an unsere früherer Begegnung erinnerte, tat er zumindest sehr glaubhaft so, als wüsste er noch davon, und unterhielt sich mit mir. Ich wusste, dass der DFB, diese Hausaufgaben hatte ich selbstverständlich gemacht, unter dem neuen Bundestrainer Jürgen Klinsmann und der Leitung von Bierhoff wieder mehr in die Stadt hinein wollten – und nicht mehr so abgeschieden wohnen wollten wie in den Jahren zuvor. »Der DFB passt doch perfekt in unser Haus«, sagte ich zu Bierhoff, und er versprach, dass sich ein für Reisen zuständiger Mitarbeiter melden werde. »Wir machen Ihnen ein spannendes Angebot«, versprach ich. Und tatsächlich gelang es uns, den DFB zu überzeugen, mit dem gesamten Tross bei uns im Haus zu wohnen, wenn er nach Hamburg kam.

Damals, 2005, war das Team sportlich alles andere als gefestigt. Bundestrainer Klinsmann experimentierte vor der Heimweltmeisterschaft gewaltig. Weil die Ergebnisse nicht immer passten, war die Stimmung entsprechend getrübt. Wochenlang beherrschte der Wohnsitz des früheren Stürmers, der in den USA lag, die Schlagzeilen. Vor allem in der Boulevardpresse.

»Klinsi muss nach Deutschland ziehen«, titelte die *BILD*. Die Blattmacher und Stimmungsseismografen machten zwischenzeitlich aus »Klinsi« nur noch »Krisi« und riefen den »WM-Alarm« aus. Ein Großteil Deutschlands mache sich, zumindest behauptete das *BILD*, Sorgen um die deutsche »Schlappwehr«.

Als die deutsche Mannschaft bei uns nächtigte, schlug sie China mühevoll mit 1:0. Ein Arbeitssieg, aber immerhin ohne Gegentor. Zuvor hatte es Niederlagen gegen die Slowakei und die Türkei gegeben.

Nach einem 2:2 gegen Japan, im vorletzten Test vor WM-Beginn, gab es sogar Pfiffe in Leverkusen, und DFB-Boss Theo Zwanziger schimpfte: »Wir hätten fünf oder sechs Tore kassieren können. Das muss uns noch große Sorgen machen.«

Die Zweifel in der Bevölkerung waren groß. Nur vier Prozent der Deutschen glaubten sicher an den WM-Titel, fünfundzwanzig Prozent hielten ihn für möglich. Doch dann, ab dem 9. Juni 2006, als die Weltmeisterschaft eröffnet wurde, verwandelte sich die Stimmung.

Deutschland übernahm die Lockerheit, mit der Thomas Gottschalk bei der Eröffnungsfeier aufgetreten war. Es strahlte so schön wie zuvor Claudia Schiffer, als sie den WM-Pokal brachte.

Plötzlich herrschte in ganz Deutschland Fußballfieber. Plötzlich hingen überall schwarz-rot-goldene Girlanden,

Frauen schminkten sich die Gesichter in den Nationalfarben, Männer befestigten Deutschlandfahnen an ihren Autos, Kinder trugen Trikots der Nationalmannschaft. Wir alle wollten sein wie Michael Ballack oder Miro Klose, manche Fans angeblich sogar so wie Jens Lehmann.

Das Fernsehen erreichte Rekordeinschaltquoten, das ZDF den höchsten jemals gemessenen Zuschauerwert seit Beginn der Quotenerhebung im Jahr 1985.

Es passierte genau das, was Franz Beckenbauer prognostiziert hatte, unmittelbar nach dem Zuschlag für Deutschland: »Das ist ein Geschenk des Himmels. Natürlich bietet diese WM eine einmalige Chance, das Land zu verbessern, seine Infrastruktur und vor allem sein Image in der Welt.« Entsprechend konnte er nach begeisternden Wochen stolz resümieren: »So hat sich der Herrgott die Welt vorgestellt.«

Deutschland verwandelte sich durch dieses Großereignis. Wir präsentierten uns als ausgelassener Gastgeber, der neben aller Perfektion feiern konnte. Plötzlich waren wir stolz auf unsere Helden, die am Ende Dritter bei der Heim-WM wurden und übrigens so gar nicht »Schlappwehr-like« nur acht Gegentore kassierten, drei davon beim Elfmeterschießen gegen Argentinien. »Wir sollten dankbar sein«, sagte die damalige Bundeskanzlerin Angela Merkel, »wie Jürgen Klinsmann unsere Mannschaft aufgebaut hat, wie er sie jung und offen hat spielen lassen und wie er damit auch Deutschland verzaubert hat und uns allen eine wunderbare Weltmeisterschaft beschert hat. Das schafft man nur, wenn man ein unverbesserlicher Optimist ist.« Selbst *BILD* titelte nach all der anfänglichen Skepsis: »Danke, für die geile Zeit!«

Entsprechend wertvoll war es, dass wir mit dem wiedererstarkten DFB, den jeder mochte, wuchern konnten. Die Nationalmannschaft hatte wieder an Glanz gewonnen. Folglich bekamen wir auch etwas davon ab.

Wir wurden zu einem Magneten. Bei uns checkten Gäste ein, auf die man als Hoteldirektor stolz sein kann.

Roger Federer, die Tennisikone, entschied sich, bei uns zu wohnen, als er in Hamburg gastierte, um am Turnier am Rothenbaum teilzunehmen. Der Schweizer war damals dabei, sich in die Herzen aller Tennisfans zu spielen. Selbst sein Gegner Andy Roddick, den er unter anderem im Finale von Wimbledon besiegte, sagte hinterher anerkennend: »Ich müsste ihn hassen. Aber er ist ein Klassetyp.« Federer spielte einfach atemberaubendes Tennis, hatte auf jeden Schlag stets eine Antwort, oder wie Nick Bollettieri, der ehemalige Trainer von zahlreichen Weltranglistenersten, sagte: »Er bewegt sich leise wie ein Flüsterer und schlägt zu wie eine Abrissbirne. Es ist schlicht unmöglich zu erklären, wie ihm gelingt, was ihm gelingt.«

Martina Navratilova, auch eine Tennisikone, bezeichnete ihn als »Mozart des Tennis«, und ein anderer früherer Weltstar, Jimmy Connors, meinte festgestellt zu haben, dass Federer zeitweise beim Spielen »seinen Körper verlassen und gottgleich von oben zugeschaut« habe. Als Gast im Side war er einfach nur irdisch, nett und bescheiden, komplett frei von jeglichen Allüren, und ein unglaublicher Werbeträger.

Die Mitglieder der Band Die Ärzte checkten bei uns ein, auch The Black Eyed Peas und Robbie Williams. Franziska Knuppe, diese atemberaubend schöne Frau, die von Wolfgang Jopp entdeckt wurde und auf den berühmtesten Laufstegen der Welt lief, beehrte uns.

Und selbst mein in meiner Anfangsbesprechung etwas spaßig dahingesagter Wunsch, dass ich möchte, dass man zum Fremdgehen bei uns eincheckt, wurde erfüllt, als sich eine damals populäre Sängerin mit einem der besten Bundesligaprofis bei uns vergnügte. »Heiße Küsse in Hamburg«, schrieb das *Hamburger Abendblatt*, ehe es – sehr zu meiner Überraschung – ziemlich viele Details über den besagten Aufenthalt enthüllte, woher die Redakteurin auch immer all das wusste.

Wer fünfzig Nächte bei uns schlief, das hatte ich mir mit einem Team ausgedacht, bekam einen goldenen Stern auf einen Side-Bademantel, den man behalten durfte. Das Ding wurde zu einem absoluten Prestigeobjekt.

So wie manche Menschen heutzutage mit ihrem Lufthansa-Senator-Status rumwedeln, um ihren Mitmenschen zu verdeutlichen, wie geschäftig sie unterwegs sind – und dass sie exklusiven Zutritt zu Airport-Lounges haben und die Fast-Line mit verkürzten Wartezeiten nutzen dürfen –, so erhaben stolzierten damals unserer Vielbucher mit ihrem goldenen Stern durch den Spa-Bereich. Frei nach dem Motto: »Seht her, Leute, ich bin hier zu Hause. Man kennt mich hier. Ich bin besonderer als ihr.«

Eines Tages bat mich Gregor Gerlach in sein Büro. Kurz zuvor war im Fachmagazin *Der Hotelier* ein Porträt über mich unter der Überschrift »Der Verkäufer« veröffentlicht worden.

»Beck eilt der Ruf voraus, ein eiserner Besen zu sein«, stand darin, was mir gefiel. »Er verlangt von sich und seinen Mitarbeitern Ehrlichkeit und Pünktlichkeit. Wer zu spät zu den morgendlichen Meetings erscheint, muss einen Euro Strafe zahlen. Er selbst zahlt bei Verspätungen zehn Euro in die Hotelkasse: ›Das ist bisher zweimal vorgekommen.‹ Zu seinem Image ›hart aber gerecht‹ gehört aber auch, für die Nöte seiner Mitarbeiter ein offenes Ohr zu haben. Als einem verheirateten Pagen das Geld für die Kaution einer größeren Wohnung fehlte, hat er ihm einen privaten Kredit gegeben. ›Jeder soll offen sagen können, was ihn bedrückt‹, sagt der Hoteldirektor. In dem Fünf-Sterne-Superior-Designhotel hat er seinen Traumjob gefunden.« Und im letzten Absatz hieß es dann: »Mit 41 Jahren hat er beruflich schon fast alle Ziele erreicht.«

Leichtfüßig tänzelte ich in Richtung von Gerlachs Büro. Ich freute mich darauf, Lob von ihm zu bekommen. »Gut gemacht, Beck.« Mit Sätzen dieser Art rechnete ich, als ich mich zu ihm aufmachte. Insgeheim hoffte ich sogar auf einen fetten Bonus.

Ich klopfte und drückte die Tür auf, ehe Gerlach sein »Herein« überhaupt zu Ende ausgesprochen hatte. »Guten Morgen, hier bin ich«, sagte ich und streckte ihm energisch die Hand entgegen. Er ignorierte sie so lange, bis ich meinen Arm irritiert zurückzog.

»Setzten Sie sich«, polterte Gerlach, in dessen Gesicht ich zu meiner Verwunderung nicht die geringste Spur Freundlichkeit entdeckte. Eigentlich ist er ein sehr positiver Mensch. Wenn er lacht, lacht er übers ganze Gesicht. Seine Augen lachen stets mit.

Aber nun sah er mich mit einer Ernsthaftigkeit an, als hätte ich ihm wenigen Sekunden zuvor offenbart, dass niemand mehr bei uns einchecken wollte. Aber dem war nicht so. Wir waren mit dem Side in aller Munde. Mit den Buchungszahlen lagen wir sogar über unseren eigenen Kalkulationen. Wir waren verschwiegen, aber dennoch medial höchst präsent. Es gab keine Skandale. Es war doch alles gut, mehr als gut sogar, dachte ich. Ich konnte mir keinen Reim auf seine Laune und seinen Gesichtsausdruck machen.

Erst jetzt bemerkte ich, dass irgendetwas in seinem Büro irgendwie anders war. Mindestens genau so komisch wie sein Gesichtsausdruck. Überall lagen Zettel umher. DIN-A4-Blätter, die nicht bloß die Schreibtischplatte bedeckten, sodass kein Holz mehr zu sehen war, sondern auch auf einem Sideboard und zum Teil auf dem Boden ausgebreitet waren.

»Machen Sie Frühjahrsputz?«, fragte ich grinsend in der Hoffnung, die Stimmung auflockern zu können und zumindest ein zartes Lächeln von meinem Boss zu bekommen.

»Nein, Herr Beck«, entgegnete Gerlach kühl. »Das alles sind Beschwerden über Sie. Oder Mails von Ihnen, die Sie sich mal ganz genau anschauen sollten.«

Ich verstand nicht recht und blieb regungslos sitzen. Als Gerlach bemerkte, dass ich seiner Aufforderung nicht nachkam, mir die ausgedruckten Mails anzuschauen, wurde er laut und ungehalten. So aufgebracht hatte ich diesen Mann noch nie erlebt. »Schauen Sie sich jetzt diese Mails an«, sagte er in einem Ton, der mich blitzschnell aus meinem Stuhl aufspringen ließ.

Ich stellte mich vor seinen Schreibtisch und begann zu lesen. Es waren verbale Komplettentgleisungen, die ich da zu Papier gebracht hatte. In einigen Mails hatte ich die Schriftgröße auf zweiundsiebzig Punkt gestellt, um meinen Beleidigungen und Drohungen noch mehr Ausdruck zu verleihen. Darüber hinaus hatte ich teils die Farbe Rot gewählt, um meine Wut oder meinen Ärger über irgendetwas zu unterstreichen.

Ich war wie ein wild gewordener Chefredakteur der *BILD*, der auf der Seite eins in viel zu großen Buchstaben viel zu dramatische Überschriften produzierte.

In einer Mail, die ich mir nun anschaute, hieß es zum Beispiel an eine unserer Mitarbeiterinnen aus dem Housekeeping: »Ich war soeben auf der sechsten Etage und habe mir die Suiten angesehen. In Zimmer 641 habe ich folgende Mängel entdeckt.« Nach der Auflistung sämtlicher Versäumnisse schrieb ich schließlich, und nun erinnerte ich mich auch vage daran, wie ich nach meinem Kontrollgang wütend in meinem Büro auf die Tastatur meines Computers eingeschlagen hatte: »Wenn das bis morgen 16 Uhr nicht erledigt ist, versenke ich dich in der Alster.« Die letzten sieben Worte waren dabei in der höchstmöglichen Größe und eben in Rot geschrieben.

Ich sah weitere Drohungen und Demütigungen von mir. Und las nun auch, was die Mitarbeiter an Gerlach geschrieben hatten. »Ich weiß nicht mehr weiter«, hatte die Dame vom Reinigungsteam geschrieben. »Ich habe Angst vor diesem Mann. Dem kann man es nicht recht machen.«

Eine andere Frau hatte meinem Boss folgendes anvertraut: »Es tut mir leid, so etwas schreiben zu müssen, aber Herr Beck terrorisiert uns. Ich bete jeden Tag, dass ich keinen Fehler mache und er nichts findet. Sonst rastet er wieder aus.«

Ein paar Mitarbeiter aus dem Küchenteam hatten sich sogar zusammengetan und bei Gerlach angedroht, kollektiv zu kündigen, wenn es keine Konsequenzen für mich geben würde.

Plötzlich stützte sich Gerlach vor mir auf den Schreibtisch und fegte mit seiner rechten Hand sämtliche Mails zur Seite. Im hohen Bogen flogen die Papiere durch sein Büro. »Was denken Sie eigentlich, wer Sie sind?«, fragte er in einer Lautstärke, in der ich ihn noch nie reden gehört hatte. »Sind Sie bescheuert geworden? So gehen Sie nicht mit meinen Mitarbeitern um. Nie, nie wieder.«

Ich fing an zu weinen. Die Tränen kullerten mir einfach nur aus den Augen heraus. Wie Sturzbäche. »Ich wollte doch nur«, stammelte ich, ohne zu wissen, was ich überhaupt wollte. Dann brach ich ab, unfähig, klare Sätze zu artikulieren.

Ich hatte mich wie ein Rockstar gefühlt, wie Superman, der das Side mit seinen Superkräften in andere Sphären gehoben hatte. Ich hatte diesem Hotel und seinem Erfolg alles untergeordnet. Das Side war mein Leben. Und ich erwartete, dass jeder unserer Mitarbeiter ganz genau so tickte.

Was für eine verlogene Scheiße hatten die Redakteure in der Tageszeitung *Die Welt* und im Hotelfachmagazin da eigentlich über mich geschrieben beziehungsweise was für einen verlogenen, falschen Mist hatte ich ihnen glaubhaft vermittelt? Nichts davon stimmte, mal abgesehen von brillanten Zahlen, die ich ohne Zweifel vorzuweisen hatte. Ich hatte offensichtlich, anders als behauptet, kein offenes Ohr für die Nöte unserer Mitarbeiter, sondern hatte sie mit meiner Art in Not gebracht.

Ich war zu einem kompletten Fünf-Sterne-Arschloch mutiert. Zu einem durch und durch erfolgreichen General Manager, aber eben auch zu einem herzlosen Menschen, der Kollegen und Kolleginnen zum Weinen brachte und dem die Mitarbeiter wegliefen.

Ich war keine gute Führungskraft. Ganz im Gegenteil. Ich habe schriftliche Attentate verübt, schwere seelische Misshandlungen vorgenommen. Ich habe Worte und Sätze in meiner Wut so formuliert, als wollte ich den Empfänger oder die Empfängerin zerstören.

Ich erwartete, dass Gerlach mich umgehend feuerte. Tat er aber nicht. Stattdessen gab er mir drei Monate, um alles wieder in Ordnung zu bringen. »Ich dulde keine Schreckensherrschaft«, sagte er unmissverständlich. »Sie werden sich entschuldigen und mit Ihrem Team gemeinsam einen Weg finden, wie es künftig funktioniert.« Dann verwies er mich aus seinem Büro.

Kapitel 13
Bruder-Booster aus der Eso-Hölle

Auf Feenscheiße hatte ich nun wirklich keinen Bock. »Was ist das nur für ein Bullshit«, sagte ich mir immer wieder selbst. In mir sträubte sich wirklich alles, auch nur einen weiteren Satz in diesem verdammten Esoterikbuch zu lesen. Ich stellte mir vor, wie die Autorin barfuß und mit Batikshirts irgendwo zwischen Duftkerzen und Klangschalen saß und ihre weltfremden »Ich-helfe-euch-ein-besserer-Mensch-zu-werden«-Weisheiten dämlich lächelnd in ihren Computer tippte, während sie frisch aufgebrühten Kräutertee schlürfte.

Ich wollte ja etwas an mir verändern. Gleich nach dem Anschiss von Gregor Gerlach war ich in eine Buchhandlung gerannt und hatte nach Büchern gesucht, in denen es um Persönlichkeitsentwicklung ging. Nach *Die Macht Ihres Unterbewusstseins* von Murphy hatte ich nichts mehr in diese Richtung gelesen. Es war damals für den Moment okay gewesen. Aber eine höhere Dosis an entsprechender Literatur hielt ich nicht für nötig. Nun stieß ich auf *The Secret* von Rhonda Byrne. Es stand in den Bestsellerlisten ganz oben, war, wie ich las, in den USA ein absoluter Hit gewesen.

Im Vorwort, das ich noch im Geschäft las, stand, dass die Autorin etwas entdeckt habe, das Platon, Shakespeare, Newton, Beethoven, Lincoln, Edison und Einstein genutzt hätten.

Genau das Richtige für mich, dachte ich, zumindest für den Moment, und kaufte ein Exemplar.

Doch meine Begeisterung und Motivation nahm mit jedem weiteren Satz ab. »Wie soll mir dieser Mist helfen, ein besserer Mensch zu werden?«, fragte ich mich und entschied nach meiner damaligen Einschätzung, das Buch nach nicht mal zwanzig Seiten in die Ecke zu knallen.

Ich hatte schon immer überwiegend Vorbehalte gegen Persönlichkeitsentwicklung gehabt. Mein Bruder Tobias hatte sich seit einiger Zeit auf diesem Gebiet etabliert und war auf dem Weg, ein deutschlandweit gefeierter Speaker zu dem Thema zu werden.

Er schrieb Bücher, hielt Vorträge und drehte Videotutorials. Richtig ernst nahm ich das Ganze nicht, obwohl ich ihm nicht mal aufmerksam zuhörte oder seine Beiträge vollständig las oder anschaute. Ich tat es als billigen Hokuspokus ab, Geschwafel für Menschen, die nicht wussten, wie man erfolgreich ist. Wer hatte schon Zeit, sich stundenlang das Gesabbel anzuhören, wie man ein besserer Mensch wird? Kein ernst zu nehmender Macher oder echter Erfolgsmensch, davon war ich überzeugt!

Außerdem war ich erfolgreich. Ganz allein hatte ich diesen Weg geschafft. Klar, war ich in meinem Leben mehrfach falsch abgebogen, hatte gesoffen, gehurt, gekokst und gekotzt. Ich konnte jetzt nicht damit angeben, sehr geradlinig meinen Weg gegangen zu sein. Aber ich hatte es auch ohne all diese Pseudoseminare und »Horch-ganz-tief-in-dich-rein-und-finde-deinen-Weg«-Schwachsinn bis zum General Manager des Sides geschafft, hatte mich vom Fettwanst zum durchtrainierten, ansehnlichen Mann gemacht. Das Arschloch-Gen würde ich schon auch noch rausbekommen, dachte ich.

Als Erstes musste ich mich dafür, das war die klare Anweisung von Gregor Gerlach, bei ziemlich vielen Menschen entschuldigen.

Sich richtig zu entschuldigen, ist eine Königsdisziplin. Grundsätzlich hat es ja erst einmal etwas mit Größe und Souveränität zu tun, einen Fehler eingestehen zu können.

Dann aber lauern ziemlich viele Gefahren, seine Entschuldigung auch entsprechend zum Ausdruck zu bringen.

Ein eingeschobenes »Aber« kann sofort die Aufrichtigkeit nehmen oder aus der Entschuldigung eher eine Rechtfertigung machen. »Ein »Aber« hebt die Entschuldigung quasi umgehend auf und macht daraus eine Kritik. Man sollte sich zudem auf die eigene Handlung konzentrieren und nicht auf die Reaktion, die man beim Gegenüber ausgelöst hat.

Das alles wusste ich mehr oder minder, wenngleich ich die perfekte Entschuldigung nicht beherrschte. Ich war weder geübt darin, meine Fehler einzugestehen, noch Meister der Entschuldigungsformulierung. Aber ich bemühte mich wirklich redlich.

Vor dem Anschiss hatte ich meine Mitarbeiter, wenn ich etwas mit ihnen zu besprechen hatte, über meine Assistentin zu mir ins Büro einbestellt. Ich bestimmte die Zeit. Sie hatten zu kommen. Ich führte nach dem »Command-and-Control«-Prinzip: »Ich Chef, du nix!«, um es mal sehr klar auf den Punkt zu bringen. Ich entschied und degradierte sie zu ausführenden Organen. Eigenständiges Denken und Mitspracherecht gab es nur in meinen Erzählungen gegenüber der Presse, wenn ich blumig und geschönt unsere Geschichte hinter der Erfolgsstory Side ausschmückte.

Als Erstes ging ich zu unserer Housekeeping-Dame, der ich mit Alster-Versenkung gedroht hatte. Wie oft hatte ich mit einem weißen Handschuh im hintersten Eck eines Schranks gewischt und ihr die Staubrückstände unter die Nase gehalten. Ich hatte bewusst so lange gesucht, bis ich irgendwo eine minimale Verfehlung gefunden hatte, um sie zu demütigen. »Das geht nicht. Das ist schluderig. So dreckig können wir keinem Gast unsere Zimmer anvertrauen«, hatte ich geschrien.

Die Dame war nie schludrig gewesen. Sie hatte ihren Job stets leidenschaftlich und aufopferungsvoll ausgeführt. Sie war fleißig und gewissenhaft gewesen. Doch anstatt sie zu loben, lehrte ich sie das Fürchten, um absolute Perfektion aus ihr herauszuquetschen, und auch, um ein Exempel zu statuieren für alle anderen Mitarbeiter. Sie hatte wirklich Angst vor meinen Kontrollgängen.

Als ich nun vor ihr stand, fragte ich, ob sie möglicherweise Zeit für mich habe. »Es wäre schön«, sagte ich, »wenn Sie ein paar Minuten hätten. Ich möchte bitte mit Ihnen reden.«

Wir setzten uns in eine stille Ecke des Hotels, nicht in mein Büro, sondern an einen neutralen Ort. Dann sprudelte ich drauflos. Ich entschuldigte mich bei ihr. Aber nicht, weil ich es musste. Es tat mir, jetzt wo mir mein Verhalten klar geworden war, von Herzen leid, wie ich mich ihr gegenüber verhalten hatte. Ich erzählte ihr in Kurzfassung, wie sehr mich die Bundeswehr geprägt hatte. Dass ich es geliebt hatte, Anweisungen auszuführen, ohne groß zu denken.

Ich benutzte mehrfach das Wort »aber« und rechtfertigte mich auch. Mir gelang keine perfekte Entschuldigung, womöglich aus Sicht eines Entschuldigungsexperten nicht mal eine sehr gute. Aber sie kam, das kann ich versichern, von Herzen. Sie war echt, aus dem Gefühl heraus vorgetragen, nicht auswendig gelernt, geschweige denn runtergespult. Entsprechend nahm sie meine Entschuldigung an, was keine Selbstverständlichkeit war. Ich hätte es ihr niemals verübeln dürfen, hätte sie mich noch mehrere Wochen nicht mit dem Arsch angeschaut.

So setzte ich meine Tour fort. Ich ging durch unser Haus und entschuldigte mich Dutzende Male, bis ich all die, denen ich unrecht getan hatte, gesprochen hatte.

Eine Woche später kam Tobias in unser Hotel. Nicht meinetwegen, sondern auf Einladung von Gregor Gerlach. Die zwei kannten sich, weil Tobias bereits mehrfach Seminare an der Vapiano-Academy gegeben hatte. Gerlach war Mitgründer von der damals boomenden Pizza-und-Pasta-Gastro-

Kette, die über die deutschen Grenzen hinaus eine Erfolgsgeschichte schrieb. Mein Bruder coachte die auszubildenden Vapianisti. Offenbar machte er das so gut, dass Gerlach nun auch ein Coaching für alle Führungskräfte im Side gebucht hatte. Zufälligerweise kurz bevor er von all meinen Ausrastern und Entgleisungen erfahren hatte.

Das Side war damals schon nicht nur nach außen innovativ, sondern auch nach innen. Gerlach war ein Vorreiter in einer Zeit, in der es noch keine Selbstverständlichkeit war, solche Coachings intern anzubieten und Mitarbeiter und Mitarbeiterinnen zu stärken.

Ich war nicht dazu eingeladen worden. Als Bruder und Vorgesetzter hatten es offenbar beide Seiten nicht für gut empfunden, mich in das Coaching zu integrieren. Mal abgesehen davon, dass es auch unüblich war, Vorgesetzte an entsprechenden Seminaren teilnehmen zu lassen, weil sich der ein oder andere dann nicht mehr traut, sich zu öffnen. Angesichts unserer Rollenverteilung und meines zuvor gelebten Führungsstils auch verständlich.

Als Tobias nun bei uns im Hotel war, war ich allerdings so neugierig, wie meine Führungskräfte auf ihn reagierten, dass ich mich ohne Einladung und ohne Absprache einfach mit in die Veranstaltung setzte. Nicht mitten in den Kreis, sondern ein bisschen außerhalb, sodass niemand das Gefühl hatte, dass ich mich hineindrängte. Es wurde akzeptiert.

Als ich gerade in den Tagungsraum kam, lief ein Film über Dick Hoyt und seinen im Rollstuhl sitzenden Sohn Rick. Bei der Geburt von Rick hatte sich, so erfuhren wir alle, die Nabelschnur um seinen Hals gelegt, sodass er durch die Sauerstoffunterversorgung schwer behindert zur Welt kam. Nur mithilfe eines Computers kann er überhaupt kommunizieren. Er ist auch zu großen Teilen gelähmt.

Sein Vater wollte trotzdem besondere Momente mit ihm erleben. Nach einem Fünf-Meilen-Lauf, bei dem der Vater den Sohn im Rollstuhl schob, teilte Rick seinem Papa via Computer mit: »Wenn wir rennen, fühle ich mich nicht behindert.«

Seitdem laufen die beiden miteinander. Es ist ihre Zeit, ihre Herausforderung, ihre Leidenschaft, ihre ganz besondere Vater-und-Sohn-Geschichte. Der Vater läuft, damit der Sohn den Wind und die ruckelnden Bewegungen spürt, damit er sich trotz seiner Einschränkung lebendig und frei fühlen kann.

Die Distanzen, die die beiden zurücklegten, wurden größer und größer. An mehr als eintausend Wettbewerben nahmen sie teil, davon sogar mehrfach am legendären Boston Marathon, den die beiden einmal in zwei Stunden vierzig Minuten und siebenundvierzig Sekunden bewältigten. Sie stellten sich der Herausforderung, den Ironman Hawaii, den schwierigsten Triathlon-Wettbewerb der Welt, zu absolvieren.

Nach 3,8 Kilometern Schwimmen im Pazifik und hundertachtzig Kilometern Radfahren müssen die Teilnehmer noch mal eben einen Marathon über 42,2 Kilometer absolvieren. Das Ganze bei Bedingungen, die tückisch sind. Der Wind bläst an der Küste entlang, drückt die Teilnehmer teils mit hohen Kräften in Richtung der Lavafelder. Die Luftfeuchtigkeit liegt bei knapp achtzig Prozent, alles andere als Idealbedingungen für Leistungssport.

Die Besten der Besten benötigen sieben Stunden vierzig Minuten bis ins Ziel. Dick Hoyt zog seinen Sohn in einem Schlauchboot. Er fuhr ihn auf einem speziellen Fahrrad. Und schob ihn in einem Rollstuhl. »Ich habe ihm meine Arme und Beine geliehen«, erklärte Dick einmal. Im Dunkeln kamen sie in Hawaii tatsächlich ins Ziel. Ihre Ankunftszeit spielte keine Rolle. Tausende Menschen hatten auf sie gewartet und applaudierten begeistert.

Bei den Bildern zerriss es mir das Herz. Ich weinte wie ein Schlosshund. Dass ein Vater so etwas für seinen Sohn zu leisten imstande ist, beeindruckte mich zutiefst. Der Vater war ein Held, ein Teufelskerl, ein wahrer Superman, weil er bereit war, Unglaubliches für seinen Sohn zu tun.

Natürlich war die Botschaft, die in dieser Geschichte steckte, sehr »amerikanisiert«: »Du kannst alles schaffen. Auch wenn du kein Modellathlet bist. Die Energie dazu ist in dir drin. Du entscheidest, ob du sie rauslässt.«

Für mich war es aber viel entscheidender zu erleben, wie die Reaktion der anderen Teilnehmer war. Es gab niemanden in diesem Seminar, der keine Tränen in den Augen hatte. Einige weinte so hemmungslos, wie ich es tat. Niemand scheute sich davor, seine Gefühle zuzulassen und seine Rührung zu zeigen.

Heute weiß ich, dass Tools wie solche Filme wichtig sind, um die Teilnehmer am Anfang eines Seminars zu sensibilisieren und zu öffnen. Durch die Öffnung der empathischen Kanäle sind die Teilnehmer erst empfangsbereit. In der Emotion nimmt das Unterbewusstsein Dinge anders auf, lässt Erlebtes und Gelerntes länger im Menschen arbeiten.

Später dann las mein Bruder, auch noch mal, um die Kanäle zu öffnen, aus dem Brief einer alten Dame. Sie war allein in einem Altersheim gestorben. Zuvor hatte sie Zeilen an das Pflegepersonal, die Schwestern und die Direktion des Heims verfasst und in ihrem Schrank so versteckt, dass man sie erst beim Ausräumen nach ihrem Tod finden konnte. »*Liebe Pfleger. Was seht Ihr, wenn Ihr mich betrachtet? Wahrscheinlich nur eine alte und zerbrechliche Frau, die nicht sehr intelligent, nicht sehr gepflegt und etwas seltsam ist. Eine Frau mit abwesenden und verschlossenen Augen. Jemanden, der nicht gehorcht, Lebensmittel rumspuckt und es manchmal nicht rechtzeitig auf die Toilette schafft. Jemanden, der Euch aufgrund seiner schieren Präsenz einfach nur frustriert. All das seht Ihr, habe ich recht?*

Wenn ja, dann solltet Ihr etwas genauer hinsehen. Denn ich bin nicht nur das.

Ich bin ein Mädchen, und ich hatte das Glück, in eine liebevolle Familie hineingeboren zu werden.

Ich bin eine junge Braut, und mein Herz klopft wie verrückt, denn ich bin dabei, einen Schwur zu leisten, der das ganze Leben gilt.

Ich bin eine Mutter, ich habe zwei tolle Kinder, die mich lieben und die mich brauchen.

Ich bin eine Frau, die jeden Tag intelligenter und reifer wird. Meine Kinder wachsen, und ich spüre tief in mir drin, dass sie mich nie wirklich loslassen werden.

Ich bin eine Frau mittleren Alters. Meine Kinder leben schon seit einiger Zeit nicht mehr bei mir, und mein Mann und ich genießen unsere Intimität.

Ich bin eine Oma. Zum ersten Mal seit vielen Jahren halte ich ein Neugeborenes, und ich könnte nicht glücklicher sein.

Ich bin eine Witwe. Eine schwarze Wolke hat mein Leben umhüllt, und ich betrauere den Tod meines Mannes. Ich glaube, nicht ohne ihn leben zu können, und wenn ich mir die Zukunft vorstelle, fühle ich mich verloren. Jetzt wo er nicht mehr da ist, habe ich niemanden, der sich um mich kümmert.

Meine Kinder haben ihre Familien, und ich will ihnen nicht zur Last fallen.

Ich bin eine alte Frau. Die Natur ist unbarmherzig, und ich fühle mich gefangen in meinem Körper.

Die Kraft und Schönheit haben mich verlassen. Aber trotz allem gibt es in mir immer noch dieses Mädchen, gefangen in einem Körper ohne Muskeln und voller Falten. In meinem Geist denke ich an all die glücklichen Momente, die ich erlebt habe, und auch an die traurigen. Und ich akzeptiere die Tatsache, dass nichts für immer hält. Also öffnet die Augen und seht genauer hin.

Ihr seht keine zerbrechliche alte Frau. Ihr seht MICH.

Jeder von uns hat eine Vergangenheit voller Freude und Trauer. Und eine erlebte Geschichte voller Erfahrung und

Lehren. Alte Menschen sollten immer respektiert werden. Und denk daran, eines Tages wirst auch Du alt sein.«

Ich fing tatsächlich an zu begreifen, wie oft ich selbst in den letzten Jahren die Menschen hinter den Mitarbeitern vergessen hatte. Dass ich mit meinem »Command-and-Control«-Führungsstil so gut wie nicht auf die Befindlichkeiten der Mitarbeiter geachtet hatte, auch wenn ich es in der Zeitung behauptete.

Wenn ein Angestellter nicht gelacht hat, habe ich ihn angeschrien und bin nicht auf die Idee gekommen, ihn mit wirklichem Interesse nach dem Grund dafür zu fragen oder ihn einfach mal in den Arm zu nehmen.

Vielleicht hatte ich ja tatsächlich von mir geglaubt, ein verständnisvoller Chef zu sein, aber spätestens jetzt begriff ich, dass das nicht stimmte.

In Beziehungen hatte ich oft und früh gesagt, dass ich meine Partnerin liebte. Aber mittlerweile war ich zu einem eiskalten, gefühllosen Arsch mutiert. Womöglich hatte es mit der Härte zu tun, die ich gegen mich selbst richtete. Ich hatte enorme Disziplin benötigt, um mich vom Alkohol loszusagen. Um es zu schaffen, kein Notbier zu kaufen und irgendwo zu platzieren. Ich hat mir geschworen, nie wieder zu trinken. Und dafür hatte ich mir anstelle des Lauerers, den ich über Jahre bekämpfte, freiwillig einen Drillsergeant eingesetzt, der mir half, klar, fokussiert und diszipliniert zu bleiben. Ich hatte sozusagen einen kleinen, lauten, starken, kompromisslosen Oberbefehlshaber in meinem Kopf, den ich freiwillig gewähren ließ.

Ich hatte meinen Tag in einen Rhythmus gezwängt, an den ich mich konsequent hielt. Ich erlaubte mir selbst keine Schwächen und Ausreden. Ich machte Sport, egal ob das Wetter schlecht war, meine Füße schmerzten oder ich schlecht geschlafen hatte. Ich war Command-and-Control in einer Person vereint. Ich befahl mir, Dinge zu tun, und war gleichzeitig derjenige, der die Befehle widerstandslos empfing und ausführte.

So hatte ich es geschafft, immer schneller und weiter zu laufen. Meine Fäuste und Kicks krachten beim Thaiboxen schneller und härter auf die Pratzen. Abends, nach Feierabend, saß ich über Monate zu Hause und übte Spagat, bis ich mit meinen langen Haxen tatsächlich bis auf den Boden runterkam.

Entsprechend waren meine Erwartungen an meine Mitarbeiter.

Auch einen anderen Brief gibt es, in dem eine ältere Dame auf ihr Leben zurückblickt. Eine Frau hatte an ihrem Lebensabend einmal an ihren Enkel geschrieben. Darin riet sie ihm: »*Könnte ich mein Leben nochmals leben, dann würde ich das nächste Mal riskieren, mehr Fehler zu machen. Ich würde mich entspannen, lockerer und humorvoller sein als dieses Mal. Ich kenne mittlerweile nur sehr wenige Dinge, die ich wirklich ernst nehmen würde.*

Ich würde viel mehr verreisen. Und ein bisschen verrückter sein. Ich würde mehr Berge erklimmen, mehr Flüsse durchschwimmen und mir mehr Sonnenuntergänge anschauen. Ich würde mehr spazieren gehen und mir alles besser und intensiver anschauen. Ich würde öfter ein Eis essen und weniger Bohnen.

Ich hätte mehr echte Schwierigkeiten als eingebildete. Müsste ich es noch einmal machen, ich würde einfach versuchen, immer nur einen Augenblick nach dem anderen zu leben, anstatt jeden Tag schon viele Jahre im Voraus zu planen.

Könnte ich noch einmal von vorne anfangen, würde ich viel herumkommen, viele Dinge tun und mit sehr wenig Gepäck reisen. Könnte ich mein Leben nochmals leben, würde ich im Frühjahr früher und im Herbst länger barfuß gehen. Und ich würde öfter die Schule schwänzen.

Ich würde mir nicht so hohe Jobpositionen und Karrierestufen erarbeiten, es sei denn, ich käme zufällig daran. Auf dem Jahrmarkt würde ich viel mehr Fahrten machen, und ich würde mehr Gänseblümchen pflücken.«

Ich hörte an diesen Tagen erstmals intensiv meinem Bruder zu. Ich beobachtete, wie die Führungskräfte aus dem Side sich auf seinen Workshop einließen. Wie sie Gruppenarbeiten absolvierten und sich im Laufe der Stunden immer mehr öffneten. Wie sie miteinander und übereinander sprachen und bereit waren, Fehler einzugestehen, und lösungsorientiert Verbesserungen erarbeiteten. Am Ende des Seminars waren sie zu einem eingeschworenen Haufen geworden, der sich gegenseitig Halt und Kraft gab. Das imponierte mir, weil ich es nicht für möglich gehalten hatte.

Ganz zum Schluss, bei der Verabschiedung, verteilte mein Bruder noch Buchtipps. Und er empfahl vor allem *The Secret*, von Rhonda Byrne – diese gequirlte Feenscheiße.

Hatte ich mich womöglich doch einfach nur einlullen lassen von ein paar rührseligen Videos, weinenden Männern und irgendwelchen Briefen, von denen ich nicht einmal wusste, welche alten Damen sie überhaupt geschrieben hatten?

Ich brauchte ein bisschen, um mir darüber meine Gedanken zu machen. Ich hatte verstanden, dass mein Führungsstil nicht gut war. Dass ich die Härte, selbst wenn ich sie von mir forderte und damit klarkam, nicht automatisch von jedem in meinem Umfeld erwarten konnte. Die Entschuldigungen waren allesamt angebracht und richtig gewesen. Es hatte auch gutgetan, meine Fehler zuzugeben. Vielleicht war diese Sache mit der Persönlichkeitsentwicklung ja doch nicht ganz so verkehrt? Und womöglich hatte Rhonda Byrne doch nicht mit Klangschalen, Duftkerzen und Batikshirt im Sand gesessen und Eso-Mist fabuliert, sondern mehr kluge Gedanken aufgeschrieben, als ich es beim Lesen verstanden hatte?

Ich beschloss, ihr Werk noch einmal zu lesen. Ohne Störung. Ohne Ablenkung. Vor allem ohne Vorurteile. Als ich fertig war, hatte ich mir zahlreiche Denkanstöße mit einem neongelben Marker angestrichen. Zitate von Albert Einstein waren dabei, zum Beispiel seine Definition von Fantasie. Sie sei »die Vorschau auf die künftigen Attraktionen des Lebens«, hatte er gesagt, was mir nicht nur einleuchtete, sondern gefiel. An einer anderen Stelle hieß es im Buch: »Wogegen Sie Ihren Widerstand richten, das ziehen Sie an. Weil Sie sich intensiv und voller Emotionen darauf konzentrieren. Um etwas zu ändern, gehen Sie nach innen und senden Sie mit Ihren Gedanken und Gefühlen ein neues Signal aus.« Und dann noch: »Sie sind der Schöpfer Ihres Lebens. Fangen Sie damit an, den Tag bewusst und zielgerichtet zu erschaffen.«

Es waren unzählige Stellen, die mir gefielen und die ich mir markierte. Sie passten zu mir oder erzeugten beim Lesen einfach ein gutes Gefühl. Natürlich war nicht jede Seite ein Lottogewinn. Einige Thesen und Behauptungen haben mich überhaupt nicht angesprochen. Manchmal war ich sogar komplett anderer Meinung. Aber viele Ding waren eben doch gut, und ich war froh, mich gedanklich mit ihnen auseinanderzusetzen.

Der Eso-Feenscheiß war brillant. So vielschichtig, dass ich ihn wieder und wieder las. Und dass ich beschloss, mehr Stoff zur Persönlichkeitsentwicklung anzuschaffen.

Ich rannte wieder in die Buchhandlung meines Vertrauens und kaufte alles, was ich in Sachen Persönlichkeitsentwicklung finden konnte. Mit zwei großen Tüten ging es nach Hause.

Es passierte genau das, was mir in meinem Leben schon so oft passierte. Ich war zu viel. Meine Flamme flackerte meterhoch, unkontrolliert schoss sie in die Höhe. Wenn man mir einen Ball gibt, will ich Fußball spielen wie Lionel Messi. Wenn man mich vor eine Staffelei setzt, will ich malen wie Pablo Picasso. Wenn ich katholische Theologie studieren müsste, würde ich Papst werden wollen. Sitze ich auf einem Rennrad, will ich fahren wie Lance Armstrong. Vertraut man mir ein Hotel an, will ich es zum besten der Stadt machen. Und weckt man meine Begeisterung für Persönlichkeitsentwicklung, will ich das Beste von allen vereinen. Dann will ich Anthony Robbins und Rhonda Byrne in einer Person sein, mit einer Prise von Les Brown und Lars Amend. Das Beste von Tobias Beck will ich natürlich auch noch können.

Eines Abends kam mein Bruder zu mir nach Hause. Ich hatte verstanden, dass das, was er tat, hilfreich und richtig gut war. Ich wollte mehr von ihm hören und mehr über Persönlichkeitsentwicklung erfahren.

Als er die ganzen Bücher in meiner Wohnung entdeckte, schaute er mich ungläubig an. »Was soll das werden?«, fragte er. »Bestückt ihr eure Bibliothek im Hotel neu?«

Ich erzählte ihm, was ich bisher von seiner Arbeit gehalten und wie dämlich ich Leute gefunden hatte, die meinten, Seminare bei Motivations-Speakern oder Persönlichkeitsentwicklern könnten ihnen weiterhelfen. Aber ich gestand ihm auch, wie beeindruckt ich nun war, nachdem ich nicht mehr nur oberflächlich urteilte, sondern ihn bei der Arbeit erlebt hatte.

Wir sprachen bis tief in die Nacht hinein. Tobias verglich Persönlichkeits-Coaching mit Fahrsicherheitstraining. »Das dient dazu, dass du im Regen nicht aus der Kurve fliegst. Und falls du mal ins Schlingern geraten solltest, dass du die Fähigkeiten und Routinen besitzt, den Wagen abzufangen, zu stabilisieren und schließlich sicher und ohne Unfall weiterzufahren. Alles genau wie im Leben. Auch da solltest du stets wissen, wie du dich abfängst und dein Leben stabilisierst, falls du mal ins Schlingern geraten solltest.«

Er sprach so klar und bildlich, dass ich vieles besser verstand. Er verdeutlichte mir noch mal, dass alle Gefühle wichtig und erlaubt sind. »Alles fühlen, alles zulassen«, sagte er, was bei mir viel veränderte. Ich hatte, dank meiner neuen Härte, Gefühle ganz tief in mir verbuddelt und so viel Sand und Schutt draufgekippt, dass sie ja nicht hervorkommen konnten. Tobias riet mir, diese Blockade, die mich auf Dauer erdrücken würde, zu lösen. »Wir leben auf einem Abenteuerplaneten«, sagte er. »Aber auf dem musst du nicht immer gut drauf sein. Lass Gefühle zu.«

Im Laufe der Nacht erklärte er mir, wie sehr mich meine Umwelt beeinflusse. »Du bist die Bücher, die du liest. Du bist die Fernsehsendungen, die du schaust.

Du bist die fünf Menschen, mit denen du die meiste Zeit verbringst.« Und dann fragte Tobias, womit er mir eine Denkaufgabe für die nächsten Tage gab: »Was frisst deine Energie? Was gibt dir Energie? Lös dich von Energiefressern, umgib dich lieber mit Energielieferanten.«

Am Ende kam er noch mal zurück auf die Vielzahl der Bücher, die ich auf dem Tisch liegen hatte. Wir seien heute Wissensgiganten, aber Umsetzungszwerge, erklärte er mir. Ich mochte diese Worte und diese Beschreibung. Denn sie lösten sofort etwas in mir aus. Ich wollte kein Zwerg sein.

Es funktioniere nicht, sagte Tobias, nur Inhalte zu konsumieren. Sich nur berieseln zu lassen, bringe nichts. »Bei Persönlichkeitsentwicklung funktioniert nicht alles gleichzeitig. Nicht alles sofort.« Konsumiere bewusst und gib dir Zeit, die Dinge zu verstehen, dich damit auseinanderzusetzen und die Dinge zu finden, die dir gefallen. »Alles auf einmal ist unmöglich«, warnte er. Und vor allem müsse ich – und als er das sagte, klatschte ich begeistert in die Hände – zu einem »Umsetzungsgiganten« werden.

Ich kaufte zwanzig oder dreißig, so genau weiß ich es nicht mehr, Stück von *The Secret* und schrieb jeder Führungskraft, die im Side arbeitete und am Seminar meines Bruders teilgenommen hatte, eine persönliche Widmung in das Exemplar, das ich ihr schenkte.

Teils schilderte ich dabei noch mal kurz und knapp, wie wichtig diese Erfahrungen waren, die ich im Seminar, in dem ich gar nicht vorgesehen war, gemacht hatte. Bei manchen entschuldigte ich mich noch einmal, weil ich es angesichts meiner Aussetzer für angemessen hielt, und teilte ihnen meine Freude im Hinblick auf die bevorstehende Zeit mit.

Wir rappelten uns tatsächlich alle wieder zusammen. Ich ließ meine Mitarbeiter und Mitarbeiterinnen Entscheidungen treffen und bestärkte sie, wenn sie ihren Job gut machten. Wir redeten auf Augenhöhe und gingen respektvoll miteinander um. Wir waren ehrlich miteinander und lachten. Entsprechend war unser Service am Gast auch noch mal besser und liebevoller.

Ein paar Monate später checkte ein Hoteltester vom Magazin *Tophotel* anonym bei uns ein, um unser Haus gründlich mit seiner 1500-Punkte-Checkliste zu überprüfen. Diese Kontrolleure sind teils mit Lautstärkemessern und Infrarotlampen bewaffnet. Manche haben sogar leere Batterien dabei, um uns nachts um zwei auf die Probe zu stellen, wie wir auf nicht funktionierende Fernbedienungen reagieren. Sie alle messen die »Servicetemperatur« eines Hotels und behaupten, was ich übrigens glaube, am Telefon hören zu können, ob derjenige am anderen Ende lächle oder nicht. Wir funktionierten und erreichten eine außergewöhnlich hohe Punktzahl. Das Side rockte – mit einem unglaublichen Team und beflügelt von einer gemeinsamen Fantasie.

Kapitel 14
Schrödimann

Mit zweihundert Stundenkilometern jagte ich meinen Porsche 911 über die A7 in Richtung Norden. Ich fuhr ihn hochtourig, fast kreischend, einfach weil es Spaß bereitete. Es war eine dieser Lustanschaffungen, für die ich einfach anfällig war. Ich hatte immer von einem Porsche geträumt – und nach ein paar erfolgreichen Jahren im Side hatte ich mit freundlicher Unterstützung einer Bank zugeschlagen. Ich nahm mal wieder Geld auf, obwohl ich meinen Rockerkredit immer noch nicht ganz abbezahlt hatte. Aber das kümmerte mich nicht besonders. Ich wollte den Wagen, eigentlich eine Anschaffung der Unvernunft, und bekam ihn. Zurückhaltung war für die anderen.

Ich drückte aufs Gas und kitzelte noch ein paar Stundenkilometer mehr aus ihm heraus. Ich liebte das Spiel mit seinem Pedal, um diese ungeheuren Geschwindigkeiten freizusetzen.

Von Hamburg ging es Richtung Osten. Für mein Gefühl ein bisschen zu lange über die geschwindigkeitsbegrenzte Landstraße.

Ich rauschte an Orten vorbei, die Kuddewörde hießen oder Trittau. Irgendwann ließ ich Helgas Forellenteiche links liegen. Dann erreichte ich endlich die Hundezucht von Britta Lanz.

Knapp ein halbes Jahr war es nun her, seit ich Elias, meinen ersten Hund, begraben hatte. Er war im März verstorben, viel zu früh, nach einer schweren Krankheit. Ich hatte mit meinen eigenen Händen ein Grab für ihn ausgehoben, mitten im Gräflichen Park bei Bad Driburg, wo ich seit Kurzem arbeitete.

Nach so vielen Jahren im Side hatte ich irgendwann das Gefühl, meine Aufgabe dort abgeschlossen zu haben. Es lief alles mehr als gut. Und ich sehnte mich nach einer neuen Herausforderung. Also hatte ich einen Headhunter angerufen und ihm von meinen Überlegungen erzählt. »Ich habe Lust auf etwas Neues«, sagte ich – und nur wenige Tage später schlug er mir vor, in den Gräflichen Park nach Bad Driburg zu gehen.

»Wohin, bitte?«, fragte ich. »Ich habe noch nie von diesem Ort gehört. Geschweige denn von diesem Hotel.«

»Sehen Sie«, antwortete der Headhunter. »Das ist das Problem. Und genau deshalb brauchen die Sie dort.«

Hamburg gilt als Tor zur Welt. Vom Hafen aus kann man 950 andere Häfen in 178 Ländern erreichen. Die Stadt ist schick und pompös, gleichzeitig aber auch einfach und schmuddelig. Einfach eine Perle, zu Recht als solche besungen. Ich liebte die Stadt der Fischköppe und Seebären, der zwei Fußballvereine, und der 930 Meter langen Reeperbahn.

Irgendwie war ich immer ganz schön Großstadt-orientiert gewesen, mit meinen Stationen in Düsseldorf, Köln, Dortmund, Frankfurt, Berlin und Hamburg. Und nun Bad Driburg? War mein Drang nach Veränderung wirklich so groß? Das klang schon so klein und gedrungen, so wenig schick. Kitzbühel oder Sylt haben einen vielversprechenden Klang, selbst wenn man noch nie davon gehört hätte. Da steckt irgendetwas drin, was Lust macht, was Abenteuer und Entdeckung verspricht, was Eleganz erahnen lässt.

Bei Bad Driburg kam mir nur Wassertreten und Kurort in den Sinn. Allein als der Headhunter es aussprach, hatte ich schon den Geruch von älteren Herrschaften in der Nase. Was sollte da, im Kreis Höxter, schon sein, außer Glasbläserfesten und Schützenvereinen? Das Spannendste war, dass man mit einer angrenzenden Radroute von fünfhundert Kilometern Länge durch den Teutoburger Wald angeben konnte. Und damit, dass Prinzessin Beatrix, dreiunddreißig Jahre lang Königin und damit Mutter der Nation in den Niederlanden, ihren inzwischen verstorbenen Mann Claus von Amsberg bei einer Silvesterparty 1962 in der Region kennengelernt hatte.

»Die Besitzer suchen jemanden, der ihnen hilft, dass Bad Driburg in aller Munde kommt«, sagte der Headhunter. »Schauen Sie es sich an. Sie werden überrascht sein.«

Das war ich tatsächlich. Als ich erstmals auf die Anlage zusteuerte, dachte ich, in einer anderen Welt zu sein. Man hätte in dieser traumhaften Kulisse auch gut einen Teil von Rosamunde-Pilcher-Filmen, die nicht unbedingt durch tiefgründige Geschichten glänzen, aber stets kolossale Landschaften und Schlösser zeigen, drehen können. Stattliche Herrenhäuser, beeindruckende Gartenanlagen. Uralte Bäume verschluckten jeglichen Alltagsstress nur durch ihre Präsenz.

Ich musste an den Englischen Garten in München denken, allerdings nicht an den trubeligen und von Touristen überlaufenen Teil, sondern an die Ausläufer im Norden, fernab vom Isarring, die sich in Richtung Stauwehr Oberföhring ziehen.

Bad Driburg war ein place to be in der Einöde. Einfach wunderschön. Mehr Kontrast konnte man zur Fünf-Sterne-Luxus-Welt in Hamburg nicht bekommen.

Ich entschied mich, für Graf Marcus und Gräfin Annabelle von Oeynhausen-Sierstorpff zu arbeiten und sie darin zu unterstützen, Bad Driburg bekannter zu machen.

Sie boten mir an, in einem der Herrenhäuser zu wohnen. Mit traumhaftem Blick auf die Parkanlage. Aber ich hatte mich in eine Waldhütte verliebt, die nahe dem Abschlag eins vom Golfplatz war. Einst hatte hier Caspar Heinrich Graf von Sierstorpff legendäre Feste gefeiert. Mittlerweile wurde die Hütte für das Equipment des Golfplatzes genutzt. Ein paar Golfcarts standen hier, dazu alles, was der Greenkeeper benötigte. Graf Marcus ließ sie für mich freiräumen.

Elias und ich fühlten uns hier pudelwohl, obgleich er ein Labrador war. Ich hatte ihn in meiner Endphase im Berliner Gates Hotel gekauft. Professor Schwantes hatte mir irgendwann einmal geraten, für jemand anderen außer nur für mich Verantwortung zu übernehmen. »Du hast, lieber Olaf, begriffen, was es heißt, sich vernünftig um dich selbst zu kümmern. Es wäre hilfreich, wenn du dich zusätzlich auch um jemand anderen kümmern würdest. Wie wäre es mit einem Hund?«

Weil seine Empfehlungen immer gut waren, fuhr ich nach Halle und landete bei einem Bauern, der einen Wurf Labradore hatte. Ganz hinten, in den Stallungen, war eine Box nicht mit Pferden, sondern mit Hundebabys belegt. Ich setzte mich hinein, und ein kleiner, tapsiger Kerl stakste sofort neugierig in meine Richtung und hockte sich auf meine Füße, auf denen er einfach liegen blieb. »Du bleibst bei mir«, sagte ich ihm.

Aus Dankbarkeit über die Chance meines Neuanfangs, die mir Abraham Rosenthal gegeben hatte, entschied ich mich, diesem kleinen Knopf einen hebräischen Namen zu geben.

Elias war mir sehr ähnlich. Je selbstsicherer ich wurde, je klarer und fordernder ich auftrat, desto dominanter war auch er. Er entwickelte sich, das erkannte ich aber erst rückblickend, zu einem kleinen Poser. Er nahm die Brust raus, kläffte auch mal andere Hunde an. Wo Elias war, war was los. Zum Glück konnte er keine E-Mails verfassen.

Als er starb, war es kalt in Bad Driburg. Bis in die letzte Märzwoche gab es Bodenfrost mit bis zu minus neun Grad. Ein Gärtner musste mir eine Spitzhacke leihen, damit ich den steinharten Boden irgendwie auflockern konnte. Ich hackte und schaufelte stundenlang, um ein Grab auf der Rückseite der Hütte auszuheben, genau an der Stelle, an der er so gerne gelegen und die Schönheit der Natur beobachtet hatte. Als ich Elias schließlich in einen Meter achtzig Tiefe beerdigte, spielte ich »Amazing Grace« und verabschiedete meinen Freund.

Britta Lanz schaute irritiert, als ich mit meinem Porsche auf ihren Hof fuhr. Ich spürte sofort, dass ich mit meinem ersten Eindruck überhaupt nicht bei ihr gepunktet hatte. Im Gegenteil. Ihr Blick verriet mir, dass sie Zweifel hatte, ob sie ihren Schröder einem Porsche fahrenden Aufschneider anvertrauen sollte.

Ich war bei einer Internetsuche auf sie gestoßen. Nach dem Tod von Elias hatte ich ein halbes Jahr gebraucht, bis ich den Drang verspürte, wieder einen Hund zu haben. Es sollte erneut ein Labrador sein. Aber ich wollte keinen Eins-zu-eins-Ersatz. Also entschied ich mich, »braun« in die Google-Suche zu tippen und damit eine andere Farbe zu wählen; Elias war schwarz gewesen.

Schröder war eigentlich bereits an eine Familie vermittelt worden. Deren Ehe ging in die Brüche, und die Besitzer konnten sich nicht entscheiden, wer den sechs Monate alten Welpen behalten sollte. Also kam er in seine ursprüngliche Zucht zurück, von wo aus er nun aufs Neue vermittelt werden sollte.

Es gab, so war mir schon vor meiner Fahrt ins tiefste Hamburger Hinterland erklärt worden, eine lange Warteliste.

»Mein eigentliches Auto ist in der Inspektion«, sagte ich zu Britta Lanz. »Ich habe noch einen Mini Clubman.« Den hatte ich tatsächlich. Das war mein Dienstwagen, den ich für meinen Job im Gräflichen Park bekommen hatte. Aber er war nicht, diese Notlüge erlaubte ich mir, in der Inspektion. Ich hatte einfach mehr Lust gehabt, die dreihundert Kilometer pro Strecke mit dem Porsche zu fahren.

Die Hundezüchterin schien mir zu verzeihen. Immerhin schickte sie mich nicht direkt wieder nach Hause. Ich erzählte ihr von Elias. Auch, dass er immer bei mir gewesen war. Als sie mich fragte, ob ich nie in den Urlaub geflogen sei, was ich verneinen konnte, sammelte ich weitere Pluspunkte. Den Grund, warum ich grundsätzlich nicht mehr in ein Flugzeug stieg, erzählte ich nicht.

»Im Hotel hat er uns sogar bei der Arbeit geholfen. Wenn immer ein Fax mit einer Buchung kam, da gab es am Ende einen Signalton, ist er dahingerannt. Ein Mitarbeiter hat das Fax gerollt und an seinem Halsband befestigt. Damit ist Elias dann ins Reservierungsbüro.«

»Am besten hole ich jetzt mal Schröder«, sagte Britta Lanz, nachdem sie offensichtlich genug gehört hatte, »dann könnt ihr euch mal kennenlernen.«

Als sie seinen Namen rief, sauste er direkt um die Ecke. Er lief zwischen ihren Beinen umher und freute sich, Aufmerksamkeit zu bekommen. Dann entdeckte er mich – und steuerte auf mich zu. Wir schauten uns in die Augen. Und waren sofort voneinander begeistert. Wahrscheinlich, ich durfte dieses Gefühl leider bisher nicht erleben, fühlen sich Eltern so, wenn sie ihr Neugeborenes erstmals in den Armen halten. Dann entsteht, so stelle ich es mir vor, eine Verbundenheit, die einen nie wieder loslässt. Bei mir war es bei Schröder jedenfalls so.

Wir gingen in den Wald und harmonierten sofort miteinander. Er war so aufmerksam, so zugewandt, ohne dabei aufdringlich zu sein. Schröder hat nie gebellt. Er brauchte das nicht, um Gehör zu finden. Er ging mit einer Leichtigkeit durch sein Hundeleben, die beeindruckend war.

Als wir aus dem Wald kamen, teilte mir Frau Lanz mit, dass sie sich entschieden habe. Bei mir sei Schröder in guten Händen. »Nehmen Sie ihn gerne direkt mit«, sagte sie. Mein Porsche, den sie bei meiner Ankunft noch so argwöhnisch angeschaut hatte, schien überhaupt kein Problem mehr darzustellen.

Ich schob den Beifahrersitz ganz nach vorne, damit Schröder im Fußraum hinten Platz hatte. Doch er weigerte sich, diesen Platz einzunehmen. »Versuchen Sie mal vorne eine Art Höhle zu bauen«, schlug die Züchterin vor. »Dann ist er näher bei Ihnen und kann Sie sehen.«

Und tatsächlich. Schröder kuschelte sich im Fußraum zu meiner Rechten ein, legte seinen Kopf auf den Beifahrersitz und schaute mich zufrieden an.

Er liebte unsere Waldhütte in Bad Driburg. So wie Elias auch. Manchmal hängte ich ein »I« an seinen Namen und nannte ihn »Schrödimann«.

Als junger Hund tollte er gerne am Golfplatz herum. Manchmal klaute er den Spielern ihre Bälle, sobald sie sie am Abschlag aufs Tee gelegt hatten. Wenn er sie dann mit seinen Augen anschaute, konnte ihm niemand böse sein.

Schrödimann wurde nach Elias mein zweiter Anker. Meine Konstante im Außen. Verlässlich in jeder Lebenslage.

Letzteres konnte man über mich zunächst, was die Erfolge meiner Arbeit anging, in Bad Driburg nicht sagen. Ich fand dort ein Hotel vor, dass im Operativen nicht so funktionierte, wie ich es mir vorstellte. Die Abläufe waren, sonst hätte man sich auch nicht nach einer neuen Leitung umgeschaut, nicht ideal. Deshalb stürzte ich mich vor allem darauf, das Hotel zum Laufen zu bekommen. Ich war der Überzeugung, dass man dieses wunderschöne Fleckchen Erde mit diesem einzigartig schönen Hotel erst dann in aller Munde bringen sollte, wenn es auch auf höchstem Niveau funktionierte.

Wenn man einen in die Jahre gekommenen Oldtimer richtig teuer verkaufen möchte, druckt und verteilt man ja auch nicht als Erstes Flyer und preist ihn überall als das Beste an, obwohl das Auto in Wahrheit seit Jahren ungefahren in der Garage steht und mit einer dicken Staubschicht überzogen ist. Denn ansonsten kämen Interessenten und würden einen Wagen sehen, der nicht den vorgegaukelten Erwartungen entspricht, und würden kein Kaufangebot abgeben. Logisch wäre es, zunächst den Keilriemen und das Öl zu wechseln, Rost zu entfernen, Kratzer auszubessern und alles auf Hochglanz zu polieren. Und dann kann man losrennen und erzählen, dass man ein einzigartiges Sammlerstück meistbietend abzugeben hat.

Was ich tat, war also logisch und richtig. Ich wollte den Gräflichen Park zunächst aus seinem Dornröschenschlaf wecken und erst, nachdem die Dornenhecken zurückgeschnitten und alle aus dem Schlaf erwacht und auf Betriebstemperatur waren, anfangen, laut zu trommeln.

Aber ich hatte mein Vorhaben nicht klar genug gegenüber Graf Marcus und Gräfin Annabelle von Oeynhausen-Sierstorpff kommuniziert, sodass sie nach ein paar Wochen irritiert um ein Gespräch baten, warum ihr Hotel marketingtechnisch auf der Stelle trete.

Zudem hatte ich, auch das muss ich klar eingestehen, mir zu viel zugemutet, als ich dachte, ich könne sowohl Hoteldirektor als auch Marketingverantwortlicher in einer Person sein. Es war einfach zu viel.

Wir beschlossen gemeinsam, Dirk Schäfer die Hotelleitung zu übergeben. Der war seit Jahrzehnten im Haus tätig und hatte sich Stück für Stück auf der Karriereleiter hochgearbeitet. Er war mit dem Hotel vertraut, kannte jede Ecke, und hatte gleichzeitig Lust, es mit mir zusammen moderner, schneller und zeitgerechter zu machen. So konnte ich mich komplett auf die Vermarktung konzentrieren.

Zu dem Hotel gehören neben einer angeschlossenen Klinikgruppe auch eine eigene Quelle, die besonders reich an gelösten Mineralien und frei gelöster Kohlensäure ist. Jede dieser drei Säulen arbeitete so vor sich hin. Es gab kein strategisches Miteinander.

»Warum gibt es nicht in jedem Krankenzimmer Prospekte von diesem wunderschönen Plätzchen Erde?«, fragte ich irgendwann. »Die Menschen haben Zeit, denken über Urlaub nach. Warum lassen wir so einfache Möglichkeiten der Werbung liegen? Quelle, Klinik und Hotel – das kann alles noch viel mehr ineinandergreifen.« Verbesserungen müssen gar nicht immer kompliziert sein.

Dirk Schäfer machte seinen Job sehr gut. Wir weckten den Gräflichen Park nicht nur aus dem Dornröschenschlaf, wir führten das Hotel und alle Mitarbeiter in neue Sphären. Wir, um bei meiner Oldtimermetapher zu bleiben, entstaubten den Wagen nicht nur, wir tauschten die Zündkerzen aus, tunten den Motor und bauten ein besser Sportfahrwerk ein. Wir bereiteten das Hotel fürs laute Trommeln vor – und Graf Marcus und Gräfin Annabelle ließen uns nicht nur gewähren, weil sie Stück für Stück mehr Vertrauen und Zuversicht gewonnen hatten, sondern unterstützten uns tatkräftig und leidenschaftlich bei der Umsetzung.

Dann waren wir schließlich bereit, uns für die Ausrichtung des Spa Diamond Awards des Verlagshauses Busche zu bewerben. Seit 2004 ehrte der Verlag außergewöhnliche Dienstleistungen auf den Gebieten Spa, Wellness und Beauty. Das war ein etabliertes Event mit hoher medialer Reichweite. Gäste aus Kultur, Wirtschaft und Showbusiness kamen ebenso wie Vertreter aus der Kosmetikindustrie und der Luxushotellerie. Unser Haus war rappelvoll.

750 Hotels hatte die Redaktion unter die Lupe genommen. Am Ende richteten wir nicht nur den Award aus, sondern gewannen ihn auch noch als bestes Spa-Resort Deutschlands.

»Wir wollen mit der Auszeichnung dem zunehmenden Trend des Gesundheitstourismus Rechnung tragen«, sagte Jörg Leu, der Marketingleiter der Busche Verlagsgesellschaft, in seiner Laudatio. Es sei ein »spannendes und einmaliges Konzept, das medizinische Spektrum der im Unternehmen bestehenden Rehakliniken und den Bereich Wohlbefinden miteinander zu verknüpfen«.

Frank Marrenbach, der damalige Direktor des Brenner Park Hotel und Spa in Baden-Baden, lobte darüber hinaus: »Mit wirtschaftlichem Weitblick und der notwendigen Portion Courage hat das bemerkenswerte Unternehmerpaar eine Vision mit Leben gefüllt.«

Marie-Luise Marjan, alias Mutter Beimer aus der Kultserie *Lindenstraße*, applaudierte. Ebenso wie Fernanda Brandão, damals in der DSDS-Jury, sowie RTL-Moderatorin Frauke Ludowig. Wir wurden, wie erhofft, wahrgenommen. Der Plan war aufgegangen und schlug sich auch in den Buchungszahlen nieder.

Ab und an fuhr ich zurück nach Hamburg. Schrödimann saß in seiner Höhle im Beifahrerraum. Ihm war es egal, ob wir den Porsche oder den Clubman nahmen. Hauptsache wir waren zusammen.

In Sachen Persönlichkeitsentwicklung stand ich gerade erst am Anfang. Manchmal war ich auch noch hin- und hergerissen, wohin meine Reise gehen sollte. Der Headhunter, der mir den Job im Gräflichen Park organisiert hatte, meinte einmal zu mir, als wir über Führungsqualitäten diskutierten: »Bei all Ihren Verdiensten in der Hotellerie. Ihr Gegenüber interessiert nicht, wie lieb Sie sind. Oder ob Sie innovativ sind. Den interessiert nur, wenn er Sie einstellt: Kann der Beck meine Probleme lösen? Das ist die entscheidende Währung.« Auch das gab mir zu denken. Das beschäftigte mich. Ich wollte ja viele Sichtweisen hören, mir dazu Gedanken machen und aus viel Input den für mich richtigen Weg herausfinden.

Deshalb hatte ich mir unter anderem vorgenommen, und hielt mich auch daran, weiter in meine Bildung zu investieren. Bill Gates, der Mitgründer und langjährige Chef von Microsoft, der viele Jahre der reichste Mensch der Welt war, hatte mal preisgegeben, regelmäßige Denkzeit in seine Woche einzubauen und etwa fünfzig Bücher im Jahr, also knapp eines pro Woche, zu lesen. Das beeindruckte mich sehr, und ich wollte ihm nacheifern.

Wissen ist wichtig. Wissen ist wertvoll. Wissen hilft. Und Wissen bereichert. Dementsprechend beschloss ich, neben den Büchern, die ich las, auch als Gasthörer im Institut für Psychologie der Universität Hamburg zu sitzen. Das war mein Thema, glaubte ich. Und ich freute mich darauf, von schlauen Menschen schlaue Dinge zu hören.

Ich wollte zuhören – und wie ein Schwamm aufsaugen, was mir die Professoren und Professorinnen erklärten. Leider konnte ich es aber nicht aufnehmen, egal wie sehr ich mich auch zwang, jedes einzelne Wort aufzuschnappen und zu begreifen. Ich sah, wie sich Mundwinkel bewegten. Ich hörte Wörter und Sätze, aber bei mir blieb der Aha-Moment leider völlig aus. Es berührte mich nicht, was ich da hörte. Wahrscheinlich, mit großer Sicherheit, ist das auch gar nicht die Aufgabe von Dozenten. Sie sollen nicht unterhalten und nicht emotional berühren. Ihr Job ist es, Wissen in die Köpfe von Lernenden zu bekommen. Insofern machten sie nichts falsch. Ich musste aber für mich erkennen, dass ich hier, trotz meiner anfänglich großen Lust, nicht richtig aufgehoben war. Ich hatte Lust auf Wissen. Ich hatte Lust auf Weiterbildung. Aber nicht so. Nicht im Rahmen von theoretischen und kühlen Vorlesungen. Nach drei Versuchen beendete ich das Vorhaben.

Kapitel 15
Im Keller meiner Schwester

Das Wasser an meinen Füßen war angenehm kühl. Die Nordsee hatte vielleicht zweiundzwanzig Grad. Der Himmel war grau, und ein gleichmäßiger Wind pfiff ablandig.

Ich stand mit meinem Shorty, also einem kurzen Neoprenanzug, knietief im Wasser und versuchte, meinen Kite-Schirm zu kontrollieren. Er reagierte ein bisschen zeitversetzt auf meine Lenkimpulse, was bei zwanzig Meter langen Leinen logisch ist. Ich spürte die Leinenspannung in meinen Fingerspitzen und übte wieder und wieder und wieder die Schirmkontrolle, mal einhändig, mal mit beiden Händen.

»Beck«, rief der Trainer, »fühlen! Ein bisschen Technik, wenig Kraft, ganz viel Gefühl. Fühl den Schirm!«

Ich meinte, ihn zu fühlen. Ihn in kleinen Bewegungen von elf Uhr wieder auf ein Uhr zu lenken, also aus der senkrechten Position mal einen Tick nach links und dann einen Tick nach rechts, gelang recht gut. Problematisch wurde es erst, als wir Kite-Schüler später auch noch das Brett hinzunehmen sollten.

Oben das Segel, unten das Brett – das in einen Einklang zu bringen, überforderte mich total. Wenn ich mich auf meine Fußarbeit konzentrierte, machte der Schirm in der Luft mit mir, was er wollte. Hatte ich ihn sowohl im Blick als auch im Griff, stolperten meine Füße unkontrolliert mit dem Brett übers Wasser.

»Dann gehe ich eben windsurfen«, sagte ich trotzig, immerhin hatte ich mich als Jugendlicher gar nicht so dämlich auf dem Skateboard angestellt. Die Breite Straße in

Ronsdorf, mit einem Gefälle von sechs Prozent, war meine Bühne. Die war ich ständig runtergeheizt. Ich war der King der Breiten Straße. Außer an einem Nachmittag, als ich an der Ecke zur Elias-Eller-Straße ins Trudeln geriet und ungebremst gegen die Hauswand der Sparkasse krachte, wobei ich mir den rechten Unterarm brach. Ähnlich ungeschickt verliefen auch meine Versuche auf dem Surfboard. Immerhin blieben die Knochen heil. In der Theorie konnte ich alles, in der Praxis war ich ungelenk.

Ich hatte die T- und die V-Stellung begriffen und wusste, wie man aufs Brett kletterte. An Land hatte das auch funktioniert. Aber auf dem Meer fiel ich schneller vom Brett als ein Cowboy von einem eingeölten Rodeobullen. Ich kletterte, kniete und fiel, sobald ich versuchte, mich aufzurichten, ins Wasser. Und als ich es irgendwann endlich geschafft hatte, gefühlt Hunderte Versuche später, stehen zu bleiben, segelte ich schnurstracks aufs Meer hinaus, weil ich noch keine Wende konnte und in meiner Aufregung vergessen hatte, wie man stoppt. Irgendwann wurde ich vom Motorboot wieder reingezogen.

Trotzdem verliebte ich mich in die Nordsee und in St. Peter-Ording. Eigentlich war es mehr Zufall, dass ich diesen Ort überhaupt kennenlernen durfte. Claudia Gerlach, die Frau von Gregor Gerlach, hatte mich angerufen und gefragt, ob sie ihr einen General Manager für eines ihrer Hotels empfehlen könne.

Sie war dabei, dem Aalernhüs Hotel & Spa in St. Peter-Ording einen neuen Schliff zu verleihen. Ursprünglich war das Haus mal ein Hotel Vier Jahreszeiten gewesen. Ein heftiger Brand, den zweihundertachtzig Feuerwehrleute erst nach zehn Stunden unter Kontrolle bekommen konnten, hatte das Haus 2010 massiv beschädigt. Um eine Ausbreitung zu verhindern, musste die Feuerwehr, die aus neunzehn Stationen aus weiten Kreisen Nordfrieslands anrückte, mit einem

Raupenbagger Teile einreißen. Die Tennishalle, Rezeption, Küche und das Restaurant waren in Mitleidenschaft gezogen worden. Mittlerweile erstrahlte das Hotel unter neuem Namen wieder in vollem Glanz.

Ich hatte einen Namen im Kopf, der zu Claudia Gerlach und ihrem Hotel passen würde. Aber der Mann stand leider nicht zur Verfügung. Der Zeitpunkt passte nicht. »Sonst fällt mir leider niemand ein, den ich guten Gewissens empfehlen könnte«, sagte ich zu Claudia. Und ergänzte, nachdem sie mir noch mehr über ihre Ideen für das Haus erzählt hatte, wobei es mehr ein Spaß von mir war: »Eigentlich müsste ich es machen.«

Genau auf diesen Satz habe sie gewartet, entgegnete sie freudig. »Aber ich wollte nicht mit der Tür ins Haus fallen. Mein Mann war auch eher skeptisch, ob Sie für unser Hotel überhaupt zur Verfügung stünden. Wahrscheinlich können wir Sie auch gar nicht bezahlen.«

Wir einigten uns. Und so ging es aus dem Wald rund um Bad Driburg an die Nordsee. Aus dem Gräflichen Park ins Aalernhüs. Aus meiner Hütte am Golfplatz zu den Kitesurfern.

Schrödimann liebte es sofort dort. Die Weite der Strände. Seine Pfoten im Sand, egal ob sonnenerwärmt oder matschig vom letzten Regenguss. Am liebsten wollte er nur draußen sein.

Wenn ich arbeiten musste, lag er in meinem Büro. Meine Tür war meist offen, und so konnte er das Treiben in der Lobby und rund um die Rezeption beobachten. Und natürlich wurde auch er oft gesehen. Schrödimann entwickelte sich zum Liebling vieler Gäste, er war so etwas wie ein Maskottchen vom Aalernhüs.

Täglich kamen Gäste, streichelten ihn und meinten, während er sich vor ihnen ausstreckte: »Sollen wir dich mit zum Strand nehmen?« Dann schaute mich Schrödimann sehnsüchtig an, als habe er genau verstanden und als wolle er sagen: »Bitte, Olaf, darf ich mit?«

Einer Frau, die Stammgast war und selbst lange Zeit einen Hund gehabt hatte, bot ich irgendwann tatsächlich an, Schrödimann mitzunehmen. Er war unproblematisch, gehorchte aufs Wort und freute sich einfach nur, am Strand tollen zu dürfen.

Aus diesem gelungenen Experiment wurde etwas Großartiges. Wir boten Schrödimann, weil er so eine Freude daran hatte, zur Miete an. »Schrödi to go«, nannten wir es. Wer ihn mitnehmen wollte, musste sich anmelden und zehn Euro bezahlen, die wir dem örtlichen Tierheim weitergaben.

Irgendwann schrieb die Bloggerin Esther Langmaack über ihre Leiherfahrung: »*Mit sieben Jahren fing es an. Meine Begeisterung für St Peter-Ording. Damals haben wir mit der ganzen Familie, unserem Hund Tini und manchmal auch ein paar Freunden Tagesausflüge dorthin gemacht. Und wie ihr wisst, zieht es mich als Küstenkind auch heute noch immer wieder an die Nord- oder Ostsee. Ganz oben auf der Liste nach wie vor: St. Peter-Ording! Und zwar auch, weil ich mich da in einen coolen Typen verliebt habe. Braune Haare, sehniger Körper, und er liebt die Strandspaziergänge mindestens so sehr wie ich.*

Sein Name: Schröder – oder einfach Schrödi, für seine Freunde. Der erste St. Peter-Ordinger Hotelhund, den man ausleihen kann. Denn auch wenn die Hotels vor Ort mittlerweile eine Menge für ihre Gäste bieten, Schrödi gibt es nur im Aalernhüs. Und deshalb kann es für mich auch nur noch das eine geben.«

Die Bloggerin lobte unser Hotel als Haus der Extraklasse, nicht nur wegen Schrödi, aber auch. »*Wenn Gäste kommen und ihn rufen, trabt er sofort an. Es könnte ja Streicheleinheiten geben. Schrödimann schmeißt sich dann auf den Rücken und kann gar nicht genug bekommen. Das geht ihm* auch in anderer Hinsicht manchmal so. ›Schrödi ist gerade auf Diät, der wiegt 48 Kilo.‹ Schrödi, der sich ja nicht wehren kann, muss wohl damit leben, dass sein Gewicht einfach so ausgeplaudert wird. Aber Schrödi kann das ab! Das Einzige, was er gar nicht mag: ›Ständig an der Leine laufen.‹ Er ist eben auch ein Küstenkind. Leinen los, heißt es bei uns doch immer.«

Schrödimann bekam sogar Fanpost, wir richteten ihm einen eigenen Facebook-Account ein. Auch die Tageszeitung *Die Welt* berichtete über uns in ähnlicher Form, wie es die Bloggerin getan hatte.

Ich verstand schnell besser, worauf es in einem Ferienhotel auf dem Land ankommt. Halbpension ist zum Beispiel ein viel größeres Thema. Es entsteht auch eine viel höhere Verbundenheit zwischen Gästen und Personal als in der klassischen Stadthotellerie. Michael Käfer, der Münchner Gastrounternehmer, Feinkosthändler und Wiesnwirt, hat in seinem Buch *Der geliehene Freund. Mein Leben als Gastgeber* diese kurz aufkommende Beziehung einmal sehr treffend wie folgt beschrieben: »*Im Job, vor allem im Privatkundenbereich, sind wir, wenn wir Events wie Hochzeits- oder Geburtstagsfeiern vorbereiten, mitunter extrem nah an unseren Kunden dran. Sie gewähren uns den Zugang zu ihren Häusern, lassen uns an einem ganz wichtigen Ausschnitt ihres Lebens teilhaben. In dieser Zeit bekommen wir mit, wie diese Menschen leben und was sie bewegt. Kunden öffnen uns ihr Herz, manche mehr, manche weniger, offenbaren uns die schönen und glücklichen Seiten ihres Lebens, aber auch die schwierigen und komplizierten. Wenn wir etwa über Tischordnungen sprechen, erfahren wir sehr viel über das Beziehungsgeflecht innerhalb der Familie. Oft erklären uns unsere Kunden, wer aufgrund welcher Vorgeschichte nicht nebeneinandersitzen darf. Familien sind wunderschön, aber mitunter auch kompliziert. Nach außen wird*

*oft der Schein gewahrt, doch wie es innen wirklich ausschaut,
wissen nur die Beteiligten und enge Freunde. Es passiert uns
häufig, dass uns für den Zeitraum der Vorbereitung ein wahrer Blick in den vertrautesten Familienkreis gewährt wird.
Dann werde ich, so bezeichne ich es immer, zum geliehenen
Freund. Zu einem Menschen, der eine Zeit lang nah dran
sein darf, aber nach dem Event wieder draußen ist. Das Ver-
hältnis bleibt auch anschließend nett, aber bekommt nicht
mehr diese persönliche Tiefe, wie sie in den vorherigen Monaten erreicht worden ist.«*

Es macht mir Spaß, ein geliehener Freund zu sein. Wenngleich es auch furchtbar anstrengend war, neben der Aufgabe, ein Fünf-Sterne-Haus reibungslos am Laufen zu halten, als Zuhörer, Ratgeber oder Entertainer für die Gäste da
zu sein. Darüber hinaus hatten wir mit der Verlässlichkeit
des ein oder anderen Mitarbeiters zu kämpfen. Bei einigen
wenigen reichte ein Husten, um sich mit schwerer Grippe
abzumelden. Die Bereitschaft, hart und auch zu freizeitun-
freundlichen Zeiten zu arbeiten, ließ bereits damals in Teilen der Gesellschaft nach, ehe sie, was die Hotellerie betrifft,
nach Corona ihren Höhepunkt erreichte.

Hotellerie ist auch Knochenjob. Nicht alle waren bereit, die Zuverlässigkeit aufzubringen, die erforderlich ist.
Manchmal musste ich an der Rezeption einspringen. Manchmal als Spüler, wenn der eingeteilte Mitarbeiter einfach nicht
erschien. So wurden aus Zwölf-Stunden-Tagen auch mal
Sechzehn-Stunden-Schichten.

Für mein Privatleben war das alles andere als förderlich.
Ich war mit einer Frau zusammengekommen, die ich bei
einem Event in Münster kennengelernt hatte. Ich hatte Gefühle für sie, wie ich sie noch nie zuvor in meinem ganzen
Leben gespürt hatte.

Sie war meine Rose. Dementsprechend ließ ich mir, auch
als Liebesbeweis für sie, eine Blume tätowieren. Sie folgte

mir nach St. Peter-Ording. Wir fühlten beide, dass wir füreinander bestimmt waren.

Ich war bis dahin nicht sonderlich gut in Beziehungen gewesen. Erst war ich ein Spätstarter. Dann karrieregeil – und höchstens auf oberflächliche Abenteuer aus. Die erste große Liebe, die ich hatte, vergraulte ich durch meine Alkoholsucht und meine daraus resultierenden Lügen und Veränderungen. Dann kam der Entzug, und ich war weitestgehend mit mir und meinem Comeback in der Spitzenhotellerie beschäftigt. Und nun verhedderte ich mich bei dem Versuch, auf mich aufzupassen, meinem Job in St. Peter-Ording gerecht zu werden, Zeit für Schrödimann zu haben und eine Beziehung zu führen.

Ich merkte, wie ich begann, mir selbst Druck zu machen. Wenn ich platt und müde nach Hause fuhr, redete ich mir ein, heute endlich mal wieder ein aufmerksamer Partner sein zu müssen und ein guter Liebhaber. Ich wollte alles richtig machen, ihr zeigen, wie sehr ich sie liebte. Doch ich tat das Gegenteil. Ich war verkrampft und angespannt, unnatürlich und überdreht. Ich war überhaupt nicht ich selbst. Die Leichtigkeit, mit der ich unsere Gäste gewinnen konnte, kam mir daheim völlig abhanden. Das wirkte sich sogar auf unser Sexleben aus. Ich bekam Erektionsstörungen, so sehr setzte ich mich unter Druck.

Aus Selbstschutz wurde ich überheblich und schnippisch. Und vergraulte einen mir ganz wichtig gewordenen Menschen. Zwar blieb das Tattoo, die Blume, im wahren Leben aber verwelkte unsere Liebe.

Ich hatte es nicht geschafft, ehrlich über meine Gefühle und Ängste mit ihr zu reden. Die Offenheit, mit der ich etwa Abraham Rosenthal meine Alkoholsucht beichten konnte, fehlte mir im Privaten. Ich hatte zwar dank Tobias verstanden, dass es nicht schlimm war, Gefühle zuzulassen und zu zeigen, aber es gelang mir noch nicht, es vollständig umzusetzen.

Das Aalernhüs funktionierte bestens. Mit und ohne Schrödimann to go. Es gab keinen Grund, etwas ändern zu wollen oder zu müssen. Eigentlich war alles gut. Eigentlich. Denn in mir drin passierte etwas, wahrscheinlich auch wegen der privaten Klatsche.

Ich war inzwischen seit mehr als dreißig Jahren in der Hotellerie. In elf Hotels hatte ich in der Zeit gearbeitet. Teils waren auch Kurzzeitprojekte dabei gewesen, beispielsweise hatte ich die Leitung des Ahorn Hotels am Fichtelberg für einige Monate übernommen. Damals hatten wir an der Vox-Sendung *Mein himmlisches Hotel* teilgenommen, bei der Hoteliers gegeneinander antraten, und waren dort Zweiter geworden.

Ich war fünfzig Jahre alt. Single. Erstmals stellte ich mir die Frage, ob es das jetzt gewesen sein sollte. Alle paar Jahre eine neue Stadt und ein neues Hotel. Immer wieder ein Neuanfang. Die einzige echte Konstante in meinem Leben war Schrödimann.

Ich fing an, mir Gedanken über meine Zukunft zu machen. Irgendetwas in mir drin wehrte sich dagegen, bis zum Rest meines Arbeitslebens rund um die Uhr ein Problemlöser zu sein. Als General Manager gehörte es nun einmal dazu, Tag und Nacht erreichbar zu sein.

Bisher hatte ich es immer geliebt, auf jede Frage eine Antwort zu haben. Ich hatte mir in der Rolle des Möglichmachers gefallen. Aber wie hatte der Headhunter so schön gesagt: »Ihr Gegenüber interessiert nicht, wie lieb Sie sind. Oder ob Sie innovativ sind. Den interessiert nur, wenn er Sie einstellt: Kann der Beck meine Probleme lösen? Das ist die entscheidende Währung.«

Ich konnte das Gefühl, das ich in mir trug, nicht klar definieren. Ich war gut darin, Lösungen zu finden. Ich liebte Herausforderungen und, metaphorisch gemeint, das Löschen von Großbränden. Aber nun kamen mir Zweifel, dass es das war, was ich künftig noch für mich wollte. Gleichzeitig wusste ich aber auch nicht so genau, was ich denn wollte.

Wenn ich morgens unter der Dusche stand, das Wasser auf mich niederprasselte, bekam ich bereits komische Gedanken. Anstatt mich auf den Tag zu freuen, sah ich die vielen zu erledigenden Aufgaben, die sich wie massive Gebirge vor mir auftürmten. Ich startete schon morgens, wenn ich eigentlich ausgeruht und voller Energie sein sollte, mit dem Gefühl: Wie soll ich das nur schaffen? Ich versuchte mich positiv zu bestärken, aber es fiel mit schwer. Irgendwie verschob sich alles in eine ungute Richtung.

Als Claudia und Gregor Gerlach mit mir über meine Vertragsverlängerung sprechen wollten, erwischten sie mich auf dem falschen Fuß. Verträge sind in der Hotellerie, vor allem in Spitzenpositionen, häufig befristet. Eigentlich hätten sie erwartet, dass ich für zwei weitere Jahre unterschreiben würde. Aber zu ihrer Verwunderung bemerkten sie, dass ich Zweifel hatte. Ich wollte etwas, wusste aber nicht genau, was das war. Ein schwieriger Zustand für die Inhaberfamilie, die Planungssicherheit für ihr Hotel brauchte. »Wenn Sie nicht überzeugt sind, hier mit uns weitermachen zu wollen«, sagten sie mir, »dann müssen wir uns nach einem neuen General Manager umschauen.« Das leuchtete mir ein und war logisch für mich. Ich akzeptierte ihre Entscheidung, die ja nur ein Resultat meines Zweifelns war.

Trotzdem schockte es mich, als ich mich drei Monate vor Ablauf meines Vertrags arbeitssuchend melden musste. Ich hatte noch keine Alternative aufgetan. Obwohl ich Zeit gehabt hatte, mich auf die Zeit nach dem Aalernhüs vorzubereiten, hatte ich es nicht getan.

Ich wusste zwar, was ich nicht wollte. Nämlich weiterhin Hoteldirektor zu sein. Aber ich hatte immer noch keine Antwort darauf, was ich eigentlich wollte. Ich trudelte so ein bisschen planlos umher. Und das bereitete mir plötzlich mehr Angst, als ich jemals erwartet hätte.

Ich war fünfzig Jahre. Single. Und arbeitslos. Als ich eines Tages bei mir in der Wohnung hockte, beschloss ich, mich den Briefen zu widmen, die fein säuberlich aufgetürmt in einer Ecke in der Küche lagen. Der Stapel war bestimmt siebzig Zentimeter hoch. Hätte ich ihn nicht an die Außenseite des Kühlschranks gelehnt, wäre er mit Sicherheit umgefallen.

Ich war kein großer Briefeöffner. Briefe bedeuteten in meinem Leben meist nichts Gutes. Ich wollte nicht wissen, wie weit mein Konto überzogen war. Ich wollte nicht wissen, wie viel oder wenig ich von meinem Rockerkredit, den ich mehrfach verlängern oder die Höhe der Raten hatte reduzieren müssen, abbezahlt hatte. Ich schob die Information ganz weit von mir weg, wie viel ich der Porsche-Bank noch für meinen 911er schuldete.

Ich verschloss die Augen, in dem naiven Glauben, dass irgendetwas besser werden würde, wenn ich nicht schwarz auf weiß lesen würde, wie schlecht es finanziell bei mir aussah.

Ich weiß ehrlich gesagt gar nicht, warum das alles funktionierte. Mein Konto war seit Jahrzehnten im Soll. Es war vielleicht am Anfang eines Monats, wenn mein Gehalt einging, ganz kurz mal im Plus. Aber spätestens nach ein, zwei Wochen rutschte ich ins Minus. Trotzdem gab ich weiter fröhlich Geld aus, das ich nicht hatte. Ich bin mir sicher, wie gesagt, ich hatte nie Kontoauszüge gelesen, dass ich teils über Monate nicht über null kam.

Nun nahm ich all meinen Mut zusammen, um mir anzuschauen, wie schlimm es wirklich war. Es war schlimmer als schlimm.

Mit fünfzig Jahren machte ich mir erstmals in meinem Leben eine Übersicht über meine Finanzen. Ich schrieb mir auf, welche monatlichen Fixkosten ich hatte. Mir war nie klar gewesen, wofür ich wie viel Geld ausgab.

Als ich fertig war, konnte ich es nicht fassen. Ich hatte mehrere Zehntausend Euro Schulden, die zu begleichen waren. Noch dazu war völlige Ebbe auf meinem Konto. Das größte Problem war, dass die Flut ausbleiben würde. Wegen meiner Arbeitslosigkeit war der regelmäßige Rhythmus der Gezeiten ausgesetzt, vom bisschen Arbeitslosengeld mal abgesehen. Meine dicken Gehaltsschecks kamen nicht mehr. Ohne Einnahmen würde mir sehr bald der Dispo gekürzt. Wenn nur noch wenig reinkommt, wird es auch der Bank zu bunt. Ohne Dispo hätte ich keine Chance, meine Raten zu bezahlen. Nicht mal meine Miete würde ich in Zukunft begleichen können.

Ich hatte nie Geld angespart. Es gab keine Bausparverträge oder Beträge aus vermögenswirksamen Leistungen, die ich auflösen konnte. Ich war finanziell am Ende. Mein Wunsch nach einer beruflichen Veränderung hatte mich ziemlich in die Scheiße geritten.

Mein Vater kannte zum Glück ein paar vermögende Menschen, die einen gut gepflegten Porsche spannend fanden. Ein 911er gehört ja zum Glück nicht zu den Autos, deren Wert nach wenigen gefahrenen Kilometern unbedingt fällt. So konnte ich zumindest durch den Verkauf des Wagens ein Problem lösen. Trotzdem fehlte mir weiterhin die Kohle, um meine Miete zu bezahlen. Ich löste meine Wohnung auf und zog zurück nach Wuppertal – in den Keller meiner Schwester.

Es war ein wahnsinnig liebes Angebot von ihr, mich vorübergehend in ihr Leben zu lassen. Ich durfte mietfrei bei ihr wohnen, mit ihr, ihrem Mann und meiner Nichte essen. Wenn ich aus dem Keller hochkam, mich in der Küche an ihren Tisch setzte, versuchte ich zu überspielen, wie es mir ging. Ich bemühte mich, mir meine Traurigkeit nicht anmerken zu lassen. Ich wollte keinesfalls ein Stimmungstöter sein. Aber in mir war kaum Fröhlichkeit und auch so gut wie keine Zuversicht.

Mir fehlte die Weite der Nordsee, die ich so liebgewonnen hatte. Ich mochte es, in St. Peter-Ording im Sand zu sitzen und mir vorzustellen, wie meine Ideen, Träume und Visionen, die ich anfangs, als ich noch nicht so gestresst war, hatte, mit dem Wasser in die Weite getragen werden. Wie sie, wie eine Welle, größer und kraftvoller werden.

Im Keller konnte ich nicht träumen. Da stießen meine Gedanken gegen die Decke und prallten mit voller Wucht wieder gegen mich zurück.

Der Keller war zum einen ein Ort, an dem ich mich geschützt und geborgen fühlte. Er gab mir Sicherheit durch die Nähe und Liebe meiner Familie. Wenn ich eingeschlafen war, schlief ich auch gut. Problematisch war es, wenn ich wach lag und meine Gedanken kreisen ließ. Dann spürte ich die Enge des Kellers, die mich irgendwie limitierte.

Mir ist bewusst, dass das nicht zwangsläufig logisch klingt, in ein und demselben Raum Schutz und zugleich Bedrohung zu empfinden. Aber mein Leben war zu gewissen Zeitpunkten nun mal nicht logisch.

In der Phase meiner schweren Alkoholsucht war ich ein schwerer Mann. Ich war äußerlich und auch innerlich schwer. Nun schleppte ich eine innere Bleiernheit mit mir, die mich unter anderem daran hemmte, laufen zu gehen. Ich konnte, egal wie sehr ich es wollte, nicht loslaufen. Es war, als wäre ich mit einer tonnenschweren Kette festgemacht.

Leicht war es immer nur in den Stunden, in denen ich mit meiner Nichte Zeit verbrachte. Wenn ich mit der zwölfjährigen Amelie durch die Straßen von Ronsdorf sauste, ich auf einem Fahrrad, sie auf Inlineskates, Schrödimann an unserer Seite. In diesen Momenten, in denen sie so frei und fröhlich, so unbeschwert und voller Freude aufs Leben gluckste, konnte ich für Bruchteile vergessen, dass eigentlich gar nichts leicht war.

Einmal die Woche war für Amelie und mich ein fester Onkel-Nichte-Tag eingeplant. Dann unternahmen wir über mehrere Stunden coole Sachen, die sie sich wünschen durfte. Mal waren wir bei McDonald's – und Nadine bezahlte heimlich, damit ich nicht so blöd aussah.

Dann gingen wir ins Kino. Amelie wünschte sich, einen Animationsfilm zu sehen. Der war echt süß. Ein Koala veranstaltete einen tierischen Gesangswettbewerb, um das Überleben seines Theaters zu sichern. Die ganze Stadt wollte teilnehmen, ein schüchternes Elefantenmädchen namens Meena, das Stachelschweinmädchen Ash und der Gorilla Johnny.

Der Schwung des Filmes schwappte auf alle Besucher über. Amelie wippte und schaukelte wild auf ihrem Platz umher. Ich ließ mich auch begeistern, bis sie während des Films fragte, ob ich ihr noch eine Tüte Popcorn spendieren könne. »Bitte, Onkel Olaf«, sagte sie so entzückend, dass jedes Onkelherz dieser Welt erweichen würde. Mein Problem war nur, dass ich kaum noch Geld hatte. Wir waren mit dem Bus gefahren, hatten zwei Tickets gekauft und bereits eine kleine Tüte Gummiteilchen, die man abwiegen musste. Einen Schein, das wusste ich sicher, hatte ich nicht mehr rausbekommen. Ich hatte nur noch ein paar Münzen in der Tasche.

»Ich bin gleich wieder da«, sagte ich mit gespielter Zuversicht und spazierte aus dem Kinosaal. Draußen zählte ich die verbleibenden Münzen ab. Es war einfach nur bitter: Wir hatten für den Rest des Nachmittags nur noch 3,50 Euro.

Für die große und mittlere Tüte hatte ich also nicht mehr genug Geld. Auf den Cent genau reichte es für die kleinste Größe. »Mehr nicht«, schmollte Amelie. In weniger als zehn Minuten hatte sie das leckere Zeug verdrückt.

Ein zehn Kilo schwerer Sack Trockenfutter für Schrödimann, mit achtzig Prozent verarbeitetem Frischfleisch, kostet damals rund siebzig Euro. Pro Tag verschlang er etwa fünfhundert Gramm. Die Menge reichte also weniger als einen Monat. Mehrfach musste mir meine Schwester auch Geld dafür zustecken, dass ich meinem Hund was zu essen kaufen konnte.

Das Gefühl, vom Geld anderer Menschen abhängig zu sein, schnürte mir den Hals zu. Ich wollte nicht auf die Hilfe anderer angewiesen sein, auch wenn es meine eigene Schwester war. Ich musste da wieder raus. Und die Lösung lag ja eigentlich auf der Hand: Ich musste einfach nur wieder arbeiten. Ich war ja gut. Ich war ja vernetzt. Ich hatte einen top Ruf in der Branche.

Mit einem Job würde ich wieder Geld verdienen, würde ich mich nicht mehr wie ein elender Schmarotzer fühlen, könnte ausziehen und würde aus dem Keller entkommen.

Das Problem war halt nur, dass ich nicht mehr in dem Job arbeiten wollte, in dem ich gut war. Eigentlich war es das Einzige, was ich richtig konnte.

Wenn ich mich an den Computer setzte, um Bewerbungen zu schreiben, was ich nach einer Zeit aus Verzweiflung heraus tat, merkte ich bei jedem Wort, das ich verfasste, wie es mich zerriss. Ich tippte widerwillig und gegen meine eigene Überzeugung auf der Tastatur. Ich fühlte nicht, was ich schrieb. Ich formulierte gegen meinen Willen. Streng genommen schrieb ich Bewerbungen, in der Hoffnung, dass mich niemand wollte.

Es klingelte an der Tür. Hoffentlich, dachte ich, ist es nicht der Briefträger. Meiner Schwester hatte ich versprochen, mich fortan regelmäßig und verlässlich um meine Post zu kümmern. Ein Nachsendeantrag war eingerichtet. Keine Mahnung konnte mir entgehen. Kein Bankbrief blieb unbeantwortet. Ich hasste es, wenn der Postbote kam.

Doch er war es nicht. Es war Tobias, mein Bruder. Ich verstand überhaupt nicht, was er ohne jegliche Ankündigung in Wuppertal machte. Normalerweise hätte meine Schwester doch etwas gesagt, dachte ich mir. »Was willst du hier?«, fragte ich irritiert. Ohne eine Antwort zu bekommen, schob er mich in die Küche und dirigierte mich wortlos auf einen Stuhl.

Amelie war in der Schule. Meine Schwester und ihr Mann bei der Arbeit. Tobias und ich waren allein.

»Was soll das?«, fragte ich perplex.

So kannte ich meinen Bruder nicht. So dominant und hart. »Es reicht, Olaf«, begann er und baute sich vor mir auf. Weil ich saß und er stand, überragte er mich körperlich um mindestens zwei Köpfe.

»Ist dir das eigentlich gar nicht peinlich, wie du dich hier hängen lässt?«, fragte er. Tobias wartete keine Antwort ab.

»Du bist Olaf Beck. Ein fauler Fünferschüler, der sich an die Spitze der Hotellerie gearbeitet hat. Du hast Weltstars beherbergt. Du hast deine Hotels so voll gemacht, dass die Geschäftsbücher platzten. Du hast es geschafft, dem Alkohol die Kontrolle über dich zu entziehen. Und jetzt jammerst du hier so rum?«

Bei jedem Satz rückte Tobias näher an mein Gesicht heran. Er schrie mit weit aufgerissenem Mund, sodass ich sein Gaumenzäpfchen sehen konnte.

»Es ist so lächerlich, Olaf, was du hier abziehst. Wenn du zu blöd wärst, dann würde ich ja nichts sagen. Aber ein Mann deines Kalibers kann sich doch nicht so hängen lassen. Das ist so schlecht und peinlich. Dieses Selbstmitleid erträgt niemand mehr. Krieg den Arsch jetzt hoch.«

Tobias wählte eine Ansprache, wie ich sie bei der Bundeswehr geliebt hatte. Er wusste ganz genau, dass es mich nie gestört hatte, wenn mich Offiziere angebrüllt hatten. Im Gegenteil: Je rauer der Ton war, desto mehr wollte ich es meinen Vorgesetzten zeigen. Sie schrien, und ich verwandelte mich in eine Leistungsmaschine.

»Mir wird echt schlecht, wenn ich sehe, wie du dich hier so klein machst«, sagte er und knallte mit der Faust auf den Tisch. Dann mäßigte er sich langsam.

Nadine und er hatten in den letzten Wochen, in denen ich im Keller hockte, viel miteinander gesprochen, ohne dass ich es gemerkt hatte. Meine Schwester hatte ihre Beobachtungen – offenbar hatte ich mich nicht so gut verstellt wie erhofft – an Tobias weitergegeben, der mich nun wachrüttelte. »Nur wo Wahrheit ist«, sagte Tobias nach seinem Anschiss, »beginnt die Heilung.« Und nur Sätze, die auch wehtun, können einen Neuanfang bedeuten.

Wir vereinbarten, nun wirklich ganz eng miteinander zu arbeiten. Nach dem ersten Seminar meines Bruders im Side und meiner daraus resultierenden zwischenzeitlichen Vollgasmotivation fürs Thema Persönlichkeitsentwicklung, hatte ich das Vorhaben letztlich immer wieder einschlafen lassen. Mal verschlang ich Bücher, weil ich an das Konzept von Bill Gates' Denkzeit glaubte, mal rannte ich in die Uni, weil ich dort auf Inspiration hoffte. Und dann passierte auch wieder wochenlang nichts, obgleich meine Haltung zu diesem Thema mittlerweile ja wirklich positiv war. Aber bisher hatte ich nie das richtige Maß gefunden. Mal blieb ich dran, dann wieder nicht. Mal wollte ich Weiterbildung, dann fehlte mir die Zeit dazu.

Tobias lud mich zu seinen Workshops ein und analysierte mich sehr tiefgehend. Außerdem gab er mir Hausaufgaben auf, damit ich mich mit mir intensiv auseinandersetzte.

Er hat einen Persönlichkeitstest ausgearbeitet. Es ist ein Tool, das häufig in der Psychologie eingesetzt wird, Teile von diesem Test basieren auf Studien der israelischen Armee. Ziel des Tests ist es, ein besseres Verständnis von eigenen Tendenzen und Verhaltensweisen zu erlangen, auf denen man dann in Workshops entsprechend aufbauen kann.

Um es einleuchtender zu machen, hat mein Bruder vier Tiere definiert und jeweils eines dem jeweiligen Ergebnis zugeordnet. Es gibt Haie, Delfine, Eulen und den Wal.

Ich war ein Hai, also ein wahrer Leader, ein Menschenmagnet, sehr ehrgeizig, erst zufrieden, wenn ich an der Spitze angekommen bin. Trotzdem schwamm ich orientierungslos und unglücklich im Meer umher.

Was ich genau in den Seminaren von Tobias gemacht habe, darf ich nicht preisgeben. Man unterschreibt vorab, es nicht zu veröffentlichen. Sonst würde man künftige Teilnehmer auf Situationen und Konfrontationen vorbereiten, Effekte verhindern, weil die Leute wissen, was auf sie zukommt.

Was am Ende auch nur zählt, ist, dass Tobias mich aus meiner Lethargie befreite. Wir fanden gemeinsam die richtige Dosis, mit der ich mich fortan kontinuierlich in diesem Bereich weiterbildete. Während Corona absolvierte ich sogar ein Fernstudium zum psychologischen Berater.

Und ich fand, ein paar Monate nach Tobias Anschiss, einen Weg aus dem Keller meiner Schwester zurück ins eigenverantwortliche Leben und zurück ins Berufsleben.

Man kann, auch das habe ich dank Tobias begriffen, wie eine Biene oder eine Fliege leben. Letztere sieht alles dunkel, alles schwarz. Sie fliegt, um sich auf Scheißhaufen zu setzen. Die Biene sieht alles in leuchtend bunten Farben, fliegt von Blume zu Blume. Ich beschloss endgültig, wie eine Biene zu sein.

Kapitel 16
Keine Sorgen mehr um Jüngelchen

Der Brustkorb meines Vaters hob und senkte sich nur minimal. Es war kaum zu erkennen, dass er noch atmete. Meine Geschwister hatten mir erst vor wenigen Stunden mitgeteilt, wie schlecht es um ihn stand, dass er den Kampf gegen diesen verfluchten Krebs nicht gewinnen würde.

Als sich Papas Situation massiv verschlechterte, war ich gerade in einem Fernsehstudio in Köln. Nach mehreren Anläufen hatte ich es endlich geschafft, als Kandidat bei *Wer wird Millionär?* eingeladen zu werden.

Ich hatte schon mehrfach Bewerbungs-SMS geschickt. 2010, als ich im Hotel Side arbeitete, wurde ich auch schon angerufen und musste einer Sendungsmitarbeiterin völlig spontan zehn Fragen beantworten. Als ich damit fertig war, war ich raus. Doch nun, etwas mehr als zehn Jahre später, lagen mir die Testfragen besser, die ich unvorbereitet beantworten musste. Zwar fiel mir in meiner Aufregung nicht ein, wie die Hauptstadt von Wales hieß, dafür wusste ich unter anderem aber, dass Céline Dion es war, die 1988 in der Schweiz den Eurovision Song Contest gewonnen hatte. Ich schaffte es dieses Mal tatsächlich in die zweite Runde, die, so wurde mir angekündigt, per Zoom-Call stattfinden würde, bei dem man zwar mich sehen würde, ich aber nicht die Redakteure der Sendung.

Von da an war ich nur noch am Lernen. Manchmal wachte ich nachts schweißgebadet auf, weil ich im Traum irgendeine Frage nicht beantworten konnte. Alles drehte sich um diese Sendung.

Als ich einmal mit einer Freundin an der Alster spazierte und sie lediglich feststellte, wie schön sich die Sonne auf dem Wasser spiegelte, schossen mir Fragen über Fragen zu dem Gewässer durch den Kopf.

»Wie tief ist die Alster?«

»Seit wann dürfen Schiffe auf der Alster fahren?«

»Das sind doch typische Jauch-Fragen«, sagte ich zu ihr und googelte abends, weil sie der gleichen Meinung war, fleißig. Ich entdeckte Seiten, auf denen nachzulesen war, dass die Alster zwischen 1306 und 1310 von den Holsteiner Grafen für angeblich tausendfünfundzwanzig Mark an Hamburg verkauft worden war. Dass es seit 1644 ein Gesetz geben soll, gemäß dem man Schwäne weder beleidigen noch verletzen oder töten darf. Zweiundzwanzig verschiedene Fischarten sollen in der Alster leben, die per Definition kein See ist, sondern ein Fluss, wenn auch aufgestaut. Dieser Fluss entspringt in Henstedt-Rhen.

Ich schrieb mir all das raus, erstellte ein Buch, in dem ich WWM-Wissen notierte. Die Alsterfontäne, auch das landete in meinen Aufzeichnungen, wurde im April 1987 in Betrieb genommen. Da fuhren schon längst Boote auf der Alster. Das erste, der Schraubendampfer *Alina*, legte am 15. Juni 1859 ab. Bis zu viereinhalb Meter tief soll die Alster sein.

Als ich gerade in Kempten in einem Autohaus war, in dem ich meinen neuen Dienstwagen abholen wollte, es war ein Bus, für den ich mich entschieden hatte, klingelte das Telefon. Es war Jauchs Team, das mich kennenlernen wollte. Dieses Mal ging es darum, den Menschen hinter dem Bewerber zu sehen und herauszufinden, ob derjenige unterhaltsam und kameratauglich ist. Ich bestand und wurde Teil der Sendung.

Jeden Tag hockte ich mich zwischen sieben und acht Uhr für eine Stunde hin und ballerte mir sinnloses Wissen und Allgemeinbildung in meinen Kopf. Eine wochenlange Druckbetankung für mein Hirn, die eigentlich totaler Schwachsinn war.

Ich baute sogar in meinem Wohnzimmer das TV-Studio mit meinen bescheidenen Möglichkeiten nach und spielte mir die echten Studiogeräusche vor sowie die von Matthew und Keith Strachan komponierte Eingangsmusik, um in der Sendung nicht überrascht zu werden oder vor Nervosität komplett die Konzentration zu verlieren.

Ich fragte Nadine, ob ich am Tag vor der Aufzeichnung bei ihr schlafen könne. Ich arbeitete mittlerweile in Hamburg, wollte ausgeschlafen für die Sendung sein. Natürlich stimmte sie zu, sodass ich wieder im Keller meiner Schwester landete, dieses Mal aber ausschließlich voller Vorfreude, ohne jegliches Gefühl von Enge, als Biene, nicht als Fliege.

Fünfzig Minuten braucht man über die A1 von Ronsdorf nach Hürth bei Köln, wo sich das RTL-Studio befindet, in dem *Wer wird Millionär?* aufgezeichnet wird. Kurz nachdem Nadine und ich aufgebrochen waren, klingelte ihr Handy. Mein Schwager warnte davor, auf die A1 zu fahren. »Die haben gerade im Radio gesagt, dass es dort wegen eines Unfalls eine Vollsperrung gibt.« Zwei Minuten später wären wir dort reingefahren. So aber umfuhren wir den Stau und waren gut in der Zeit.

Bei Opladen merkte ich, dass mein Herz mal wieder zu rasen begann. Dass ich trotz aller Vorbereitung nervös wurde. Ich kannte meinen Körper mittlerweile so gut, dass ich die Warnsignale vor einer Panikattacke realisierte, ohne direkt panisch zu werden. Ich wusste, dass sich etwas zusammenbraute. Selbst nach vielen Jahren, in denen ich dagegen angearbeitet hatte, kam es noch vor, wenn etwas Unvorhergesehenes geschah, dass mein Körper zu einer kleinen, aufmüpfigen Diva wurde beziehungsweise der Lauerer versuchte, mich in die Knie zu zwingen.

Mittlerweile hatte ich aber verstanden, dass es nur Angst ist und Angst nicht gefährlich ist. »Die Angst wird wieder nachlassen«, hatte Dr. Ansgar Frieling mir nachvollziehbar erklärt. »Sie kann dir nichts anhaben. Du wirst davon nicht sterben. Nimm sie an. Es gibt keinen Grund, Angst vor der Angst zu haben.«

Auch wenn es anstrengend war, sich der Angst zu stellen, so gelang es mir mittlerweile.

Ich versuchte, sie als eine Welle zu sehen, als eine Monsterwelle, so wie diese Dinger, die sich vor der portugiesischen Stadt Nazaré bis zu zwanzig Meter hoch auftürmen. Und ich bin ein Surfer, der versucht, sie im Stehen zu reiten. Mehr als stürzen kann ich nicht. Und selbst wenn die Wucht mich vom Brett reißt, dann kommt ein Jetski-Fahrer, zieht mich raus und bringt mich sicher ans Land.

Die Angst kann sich wie die Welle bedrohlich groß aufbauen. Sie kann brachiale Kräfte entwickeln. Doch am Ende bricht sie, wird kleiner und kleiner und läuft am Strand aus. Ihre Kraft und Bedrohlichkeit lassen also nach.

Ich ließ also zu, dass es mal wieder so weit war, machte mich bereit, mal wieder eine Panikattacke zu bekommen. Meine Schwester wusste genau Bescheid, was kam, und so fuhr sie konzentriert weiter und ließ mich auf dem Beifahrersitz einfach in Ruhe.

Es gibt Menschen, denen es hilft, sich zu treten oder zu kneifen. Die anfangen zu singen und so einer Panikattacke entkommen. Ich kann, wenn es losgeht, leider diese Auswege nicht nutzen. Aber ich habe mich mit der Methode des Aushaltens und Akzeptierens angefreundet.

Bei den ersten zwei Auswahlfragen war ich zu langsam. Doch dann kam meine Zeit. Jauch fragte: »Umschreiben Sie ›Kniebeugen‹ mit der Duden-Definition als ›Bewegung …

A) in die Hocke geht und

B) Bei der man mit

C) wieder aufsteht

D) geradem Oberkörper«

und ich tippte in Sekundenbruchteilen BDAC in den Bildschirm, schneller als die übrigen Kandidaten, sodass ich auf dem Stuhl gegenüber von Günther Jauch Platz nehmen durfte.

Als ich die 4000-Euro-Frage bekam, ließ es mir kurz die Adern gefrieren, weil sie so gut zu meinem Leben passte. »Was kann nach § 44 StGB ausdrücklich angeordnet werden, wenn so die Verhängung einer Freiheitsstrafe vermieden werden kann?« Zur Auswahl standen Taschengeldkürzung, Fernsehentzug, Nachsitzen und Fahrverbot.

Ich entschied mich, Auszüge aus meinem Leben in der RTL-Sendung preiszugeben. Auch auf die Gefahr hin, dieser Wucht, die ein öffentliches Outing vor einem Millionenpublikum haben könnte, unvorbereitet entgegenzutreten. Niemand konnte mir garantieren, dass ich für die Fehler meiner Vergangenheit, immerhin war ich betrunken Auto gefahren, Schulterklopfer bekommen würde. Es hätte kritische Reaktionen geben können, über die ich mich nicht hätte beschweren dürfen. Aber nachdem ich meine Geschichte in Kurzfassung angerissen hatte, applaudierte das Publikum, und auch Günther Jauch zeigte sich eher angetan davon, wie ich mich ins Leben zurückgekämpft hatte, als dass er mich verurteilte.

Als ich später mit der für mich zuständigen Redakteurin im Backstagebereich saß, meinte sie, ich müsse unbedingt meine Geschichte aufschreiben. Da stecke so viel drin, meinte die erfahrene Fernsehfrau. »Ich glaube, dass Sie eine Inspiration sein können.«

Zwischen der Aufzeichnung und der Ausstrahlung liegen meist ein paar Wochen. Die Verträge von Endemol, der Produktionsfirma, sind knallhart. Es gibt verständlicherweise

Verschwiegenheitsklauseln, die einem untersagen, vor der Ausstrahlung über die Sendung zu sprechen. Vor allem darf man auch niemandem vorab sagen, wie viel man gewonnen hat. Andernfalls drohen hohe Geldstrafen.

Als ich aus dem Studio kam, war Nadine angespannt und wortkarg. Sie müsse mir etwas sagen. »Papa geht es sehr schlecht. Sie haben ihn auf die Palliativstation verlegt.« Im Vorfeld der Sendung hatte sie mir, nach Rücksprache mit Tobias und Johanna, meiner anderen Halbschwester, nicht sagen wollen, wie sich Papas Zustand in den vergangenen Stunden entwickelt habe. »Wir müssen uns darauf einstellen, dass Papa nicht mehr lange leben wird.«

Wir beschlossen, uns sofort auf den Weg zu ihm zu machen. Papa lag nach einer Operation an der Prostata in einem Krankenhaus in Ingolstadt, wo Johanna, Papas Tochter aus zweiter Ehe, mit ihrer Familie lebte.

Papa war immer so ein großer, starker Mann gewesen. Er liebte sein Leben. War so lebensbejahend. Er war ein Banker, aber nicht so ein spießiger. Eher vom Typ Macher, zu dem man bewundernd aufschaute.

Ein bisschen hatte es ihn immer genervt, dass ich als Kind so lauchig war, so wenig sportbegeistert. Er hätte liebend gern viel häufiger auf dem Tennisplatz gestanden, um sich mit mir die Bälle um die Ohren zu hauen. Aber selbst nachdem er mir ein paar Trainerstunden bezahlt hatte, war ich kein Herausforderer für ihn.

Am schönsten war es für uns, wenn wir über Dortmund diskutierten. Jeden Sonntag saßen wir beide vorm Fernseher, jeder bei sich, und sahen die Sendung *Doppelpass* auf Sport1. Anschließend telefonierten wir. Jedes Mal ärgerten wir uns darüber, dass die Bayern so viel Aufmerksamkeit bekamen und »wir« nicht.

Vor wenigen Wochen hatten Papa und ich uns noch über Marco Richter aufgeregt, diesen wuseligen Straßenfußballer,

der uns am letzten Spieltag der Hinrunde zwei Tore einge-
schenkt hatte, sodass wir mit einer 2:3-Pleite gegen Berlin in
die Winterpause gingen.

Als wir am Krankenhaus ankamen, waren Tobias, Johanna
und Papas zweite Frau Erika bereits da. Wir versammelten
uns alle um sein Bett.

Es zerriss mich innerlich, diesen großen, eleganten Mann
dort so schwach liegen zu sehen. Sein linker Arm war über-
sät mit blauen Flecken. Die Ärzte und Pfleger taten sich
mittlerweile schwer, ihm neue Zugänge für den Tropf zu le-
gen, so dünn und eingefallen war seine Haut.

An seinem Fußende waren Kuscheltiere, ein Panda, ein
Bär und ein Schaf, die seine Enkel ihm mitgebracht hatten.
Ich stellte eine Bade-Ente im BVB-Design dazu.

Ich wollte etwas sagen. Etwas Liebes. Etwas Aufbauen-
des. Etwas Herzliches. Gleichzeitig wollte ich nicht, dass es
schon nach Abschied klang. Ich war so hin- und hergerissen,
dass ich kein Wort zustande brachte. Und so war es Papa, der
ruhig und klar den Anfang machte. »Ich hatte vierundacht-
zig Jahre lang ein wundervolles Leben«, sagte er, während er
langsam von einem zum anderen schaute. »Es waren wirklich fantastische Jahre. Nur die ersten vier waren scheiße. Da
war Krieg. Da hatte ich nichts zu essen.«

Als er sich daran erinnerte, weinte er, was ungewöhnlich
war. Ich hatte meinen Papa nur ganz selten weinen sehen. Er
war immer der starke Mann. Papa und ich hatten auch nie
eine körperliche Beziehung gehabt. Er war niemand, der sich
nach außen weich oder verletzlich gegeben hat, obwohl er
ein riesengroßes Herz hatte.

An der Wand seines Krankenhauszimmers hing ein Kreuz.
Da schaute er hin und sagte: »Manchmal spreche ich auch
mit ihm hier, meinem Freund.«

Auch das war ungewöhnlich. Papa war bisher nicht derjenige, der mit uns über seinen Glauben gesprochen hatte.

Irgendwann, nach längerem Schweigen, sagte Nadine in die Stille hinein: »Papa, weißt du eigentlich, dass Olaf bei *Wer wird Millionär* war?«

Natürlich wusste er es. »Wie viel hat das Jüngelchen denn gewonnen?«

Meine Oma hatte mich früher immer Jüngelchen genannt. Warum Papa es nun sagte, wusste ich nicht. Es war aber auch nicht schlimm.

»Das darf ich leider nicht sagen, Papa. Ich habe da eine strenge Verschwiegenheitserklärung abgegeben. Ich darf vor der Ausstrahlung niemandem erzählen, wie es ausgegangen ist.«

Doch dann beugte ich mich zu ihm rüber, ganz nah an sein Ohr, und flüsterte ihm zu: »Papa, ich habe 64.000 Euro gewonnen. Damit bin ich schuldenfrei.«

Er nahm mich in den Arm, zog mich so fest er noch konnte an sich und sagte leise, kaum hörbar: »Dann muss ich mir über meinen Erstgeborenen ja keine Sorgen mehr machen.«

Erst da begriff ich so richtig, wie oft sich Papa um mich gesorgt haben musste. Wie oft ich ihm auch Anlass gegeben hatte, sich um mich Sorgen machen zu müssen.

Am nächsten Tag kamen wir alle wieder. Papa war noch schwächer. Ich setzte mich an sein Bett und wollte ihn mit dem Milchreis, der unangerührt auf dem Essenstablett auf seinem Tischchen stand, füttern. »Du musst ein bisschen essen, Papa.« Aber er wollte nicht. »Das Zeug schmeckt nicht. Ich habe keinen Appetit. Geh mir weg damit.« Auch Alternativen, die wir ihm anboten, verweigerte er.

Wir sprachen weniger als am Vortag. Wir hatten alle das Gefühl, dass es Papa anstrengte, uns zu antworten. Trotzdem tat es uns allen gut, diese Stunden miteinander zu verbringen. Man muss nicht immer reden.

Zum Abschied nahm ich Papa fest in den Arm. »Ich komme bald wieder«, sagte ich zu ihm. Er lächelte – und ich hatte das Gefühl, dass er mir sagen wollte: »Ja, wir sehen uns wieder. Aber nicht mehr auf dieser Welt.«

Ich fuhr zurück nach Hamburg, wo ich inzwischen wieder wohnte. Außer Papa hatte ich niemandem verraten, wie es bei *Wer wird Millionär?* gelaufen war.

Bei der 16.000-Euro-Frage hatte ich meinen ersten Joker benötigt. Eine Dame aus dem Publikum musste mir helfen, weil ich nicht wusste, dass die Band Steppenwolf, die 1968 den Hit »Born to be wild« hatte, sich nach einem Roman von Hermann Hesse benannte.

Bei der 125.000-Euro-Frage benötigte ich erneut Hilfe. Ich hatte keine Ahnung, was die Satyriasis war und dementsprechend auch nicht, wozu sie das männliche Gegenstück sein könnte. Mein Telefonjoker, Michael de Vries, vermutete, dass es C, die Nymphomanie, sei. Es wäre richtig gewesen. Aber weil er sich nicht sicher war, hörte ich bei 64.000 Euro auf.

Das war tatsächlich sehr viel Geld für mich. Ich wollte nicht zocken. Ich freute mich, endlich meine kompletten Schulden begleichen zu können. Nach so vielen Jahren der finanziellen Beklemmungen kam ich raus aus der Dispofalle und konnte meine Finanzuhr nicht nur auf null drehen, sondern auch ein klein bisschen in meine Altersvorsorge stecken.

Meiner Schwester schenkte ich, als kleines Zeichen meiner Dankbarkeit, einen Thermomix.

Mein Telefon klingelte. Ich war noch bei der Arbeit. Mein Bruder hatte es bereits vor wenigen Minuten probiert, da war ich aber in einem Gespräch gewesen. Nun probierte Johanna, mich zu erreichen.

Schon bei der Begrüßung merkte ich, dass sie unglaublich traurig war. »Bitte kommt nach Ingolstadt. Wir glauben, dass es zu Ende geht.«

Fünf Stunden braucht der Zug von Hamburg nach Nürnberg. Von da sind es mit dem Taxi noch mal dreißig Minuten bis Ingolstadt. Zuvor musste ich noch schnell einen Corona-Test machen, ohne den ich zu der Zeit weder Bahn fahren durfte noch ins Krankenhaus.

Kaum war ich losgefahren, rief Tobias schon wieder an. »Papa hat gerade seinen letzten Atemzug gemacht.«

Spät nachts kam ich endlich in Ingolstadt an. Wir trafen uns im Haus von Johanna und ihrem Mann Philipp. Meine Geschwister hatten sich bereits von unserem Vater verabschiedet. »Möchtest du ihn noch mal sehen?«, fragte Tobias. Ja, das wollte ich.

Philipp fuhr mich am nächsten Morgen zur Klinik. Der Weg durch die Flure zu Papas Zimmer kam mir dieses Mal viel länger vor als noch ein paar Tage zuvor. Als ich am Schwesternzimmer vorbeikam, fragte ich, ob mich jemand begleiten könne. »Ich schaffe das nicht allein.«

Eine ganz liebe Frau brachte mich zu Papas Zimmer. Eine brennende Kerze stand vor der Tür. Papa hatte die Hände gefaltet und lag friedlich auf dem Rücken.

»Warum ist das Fenster auf?«, fragte ich. Ich weiß nicht, warum mir genau das als Erstes in den Sinn kam. Aber die Antwort, die ich bekam, war schön: »Damit seine Seele raus kann«, sagte die Schwester.

Sie ließ mich allein, nachdem ich mich gefangen hatte.

Ich nahm Papas Hand und drückte sie ganz fest. Ein bisschen erschrak es mich, wie kalt sie war. Aber obwohl ich wusste, dass Papa tot war, spürte ich irgendwie, dass er noch bei mir war. Ich küsste ihn auf die Stirn und fing an, mit ihm zu reden.

»Ich weiß nicht, wie es ohne dich weitergeht«, sagte ich ihm und schaute ihn ganz intensiv an. Ich hatte Glück gehabt, so einen tollen Vater zu haben.

Anfangs fühlte es sich komisch an, mit ihm zu sprechen. Aber mein Gefühl, dass er mich wahrnahm, wurde stärker und stärker. Sodass ich einfach weiter drauflosquatschte.

Es war mir wichtig, Papa zu versichern, dass er sich wirklich keine Sorgen mehr um mich machen müsse. Dass alles bestens sei, nicht nur wegen des Gewinns.

David und Mortesa Etmenan, die Besitzer der Hotelgruppe Novum Hospitality, hatten sich bereits Ende 2017 bei mir gemeldet. Einfach per Facebook-Nachricht, in der sie schrieben: »Was machst du gerade?« Als ich ihnen antwortete, dass ich mich gerade in einer Neuorientierung befände, luden sie mich zu einem Gespräch nach Hamburg ein.

Ich erzählte ihnen von den Erfahrungen, die ich in St. Peter-Ording gemacht hatte, und auch von meiner Überzeugung, nach all den Jahren nicht mehr als klassischer Hoteldirektor arbeiten zu wollen. Ich berichtete von den Coachings, die ich unter anderem bei Tobias absolviert hatte, und von meinen Versuchen als Gasthörer in der Uni sowie von den Büchern, die ich verschlungen hatte. Wir sprachen über verschiedene Autoren, etwa über Paulo Coelho, der *Der Alchimist* geschrieben hatte, und tauschten Empfehlungen aus. Dann sagten sie schließlich, dass ich genau der Richtige sei. »Du hast in der Hotellerie alles erlebt. Du hattest in Spitzenhäusern Spitzenpositionen. Du bist glaubwürdig und verstehst, wie ein Hotel tickt und was Mitarbeiter mitbringen müssen. Ein Hotel kann nur so gut sein wie sein Personal. Wir suchen jemanden, der unser Personal unterstützt, verbessert und uns hilft, die besten Mitarbeiter zu bekommen. Wir wollen einen ganz neuen Bereich rund um Human Relations aufbauen. Wir brauchen jemand, der ein Gespür für Mitarbeiter hat und sie führt. Um aus Nachwuchskräften große Führungspersönlichkeiten zu machen.«

So bekam ich genau den Job, von dem ich lange nicht wusste, dass ich ihn wollte. Ich blieb in der Hotellerie, verließ aber den operativen Verantwortungsbereich und konnte mich darum kümmern, mit all meinem neu gewonnenen

Know-how und meinen eigenen Erfahrungen Mitarbeiter zu begleiten, die gewillt waren, besser zu werden.

»Papa, ich bin beruflich da, wo ich hinwollte. Es macht mir Spaß. Ich habe gefunden, wonach ich so intensiv gesucht habe«, sagte ich zu meinem Vater.

Ich erzählte ihm von meinen Plänen, wo und bei wem ich mich noch fortbilden wollte. Mit wem ich mich austauschte.

Als ich irgendwann auf die Uhr schaute, stellte ich fest, dass ich bereits mehr als vier Stunden bei meinem Vater im Zimmer war.

Es ist schwer, loszulassen, den richtigen Moment zu finden, wann man geht. Mir war klar, dass ich, sobald ich die Tür hinter mir geschlossen hatte, meinen Vater tatsächlich nie wieder sehen würde. Dass ich ihn nie wieder streicheln können würde. Dass ich es dann ohne ihn schaffen müsste.

»Was mache ich denn mit den Kuscheltieren?«, fragte ich eine Schwester, die reinkam, um nach mir zu schauen. »Darf ich sie hierlassen, damit mein Vater sie mit auf seine letzte Reise nehmen kann?«

»Das können Sie. Ich glaube, darüber würde er sich sehr freuen.«

Ich legte seine Sachen, die im Kleiderschrank hingen, in eine Tasche. Mit der gleichen Sorgfalt, mit der ich meine Koffer vor Reisen packe, räumte ich nun auch sein Zimmer leer. Ich beschloss, seine Puma-Badelatschen zu behalten. Sie standen mir auch ganz gut und waren eine nette Erinnerung.

Irgendwann war nur noch der Teddybär, der Panda, das Schaf und die BVB-Ente da. Ich nahm sie in die Hand, schaute sie an und lächelte meinem Vater zu: »Bald werden wir wieder Meister. Und nicht mehr diese scheiß Bayern.«

Kapitel 17
Mutmacher

Nachdem die Sendung wenige Wochen nach dem Tod meines Vaters ausgestrahlt wurde, passierten unglaubliche Dinge. Der kurze Anriss meiner Lebensgeschichte, meine öffentliche Alkoholbeichte und die Tatsache, dass ich mittlerweile wieder sowohl nüchtern als auch rank und schlank im Fernsehen saß, reichten aus, um mein E-Mail-Postfach zu sprengen (wenn man meinen Namen googelte, konnte man meine Adresse finden).

Ich bekam elektronische Liebesbriefe von Männern und Frauen, teils mit Foto, vereinzelt waren die Personen darauf sogar fast nackt.

Am meisten überraschte mich allerdings, dass ich Mails von Leuten bekam, die mich um Hilfe baten.

»Ich bin«, schrieb etwa eine Frau (aus Diskretionsgründen habe ich ein paar Parameter so verändert, dass sie sich nicht wiedererkennen kann), *»62 Jahre alt und habe eigentlich vieles, worauf ich ziemlich stolz kein könnte. Mir geht es finanziell gut, mein Sohn ist mittlerweile aus dem Haus, führt sein eigenes Leben, und ich habe sowohl genug Kraft als auch Zeit, meine Mutter, die inzwischen 98 Jahre alt ist, zu pflegen. Mein Mann ist vor 25 Jahren verstorben. Nun sitze ich hier mit zwei Hunden und habe, bevor ich Ihnen diese Mail schrieb, bereits eine Dose Wodka to go, eine Dose Gin Tonic und eine Flasche Rotwein getrunken. Ich erfülle jeden Tag brav meine Pflichten. So wie ich es mein ganzes Leben getan habe. Ich bin verlässlich. Aber gelangweilt. Und bisher hat mich niemand verstanden. Vielleicht ja Sie.«*

Ein Mann berichtete mir von seiner Tochter, die nach einigen Ablehnungen am Theater mehr und mehr Cannabis und Benzodiazepine nehme. »*Entschuldigung, dass ich Sie so überrumpele*«, schrieb er mir, »*aber ich bin verzweifelt auf der Suche nach jemanden, der erfahren ist im Umgang mit Sucht und uns helfen kann. Ich weiß nicht, was ich noch für meine Tochter tun kann. Sie ist mit ihrem Leben, das sie für perspektivlos hält, überfordert, und ich habe große Angst, ihr nicht helfen zu können. Gestern hat sie erzählt, dass sie Psychologie studieren will. Aber das dauert. Und sie kann sich ja nicht selbst therapieren. Ich denke eigentlich, immer für meine Tochter da zu sein. Aber egal, was ich sage oder rate, es scheint ihr nicht zu helfen. Und deshalb habe ich das Gefühl, dass ich nur zuschaue, wie sie ihr Leben vergeudet. Mein Vater war Alkoholiker, mein Bruder hat sich totgesoffen. Vielleicht sage ich auch die falschen Dinge, weil sich diese teuflische Sucht durch unsere Familie gezogen hat und mich stärker traumatisiert hat, als ich es vielleicht selbst wahrnehme. Ich brauche einen guten Therapeuten, aber finde niemanden, der uns hilft. Die Wartelisten sind unendlich lang. Vielleicht können Sie uns helfen. Bitte!*«

Es waren nicht ein oder zwei Nachrichten dieser Art. Es waren an die hundert, die mich erreichten.

Aber ich bin weder Arzt noch Therapeut. Ich bin kein Psychologe. Es wäre anmaßend gewesen, diesen Menschen vorzugaukeln, dass ich ihnen einfach helfen könnte. Mal ganz davon abgesehen, dass ich einen zeitintensiven Job hatte. Also antwortete ich zum Beispiel auf letztere Anfrage: »*Danke für dein Vertrauen. Aber ich habe in diesem Thema keinerlei Kompetenz.*« Dann erstellte ich eine kleine Liste mit Kontaktstellen, die helfen können, und hängte sie an. Außerdem schrieb ich noch: »*Es gibt eine Voraussetzung für alle Süchtigen, das habe ich in den letzten zwanzig Jahren gelernt: Sie müssen selbst um Hilfe bitten, fragen und müssen aufhören*

wollen. Egal, was du oder sonst wer aus dem Umfeld möchte.
Will der Süchtige nicht, geht es nicht. Ich wünsche dir und vor
allem deiner Tochter die Kraft, die es braucht.«

Ich war und bin mir meiner Rolle sehr bewusst. Ich bin
weder zigfach zertifiziert noch studierter Psychologe. Vor
allem bin ich kein Hochstapler, der sich für etwas ausgibt,
das er nicht ist. Ich bin Betroffener, jemand, der glaubhaft
erzählen kann, dass der Weg aus der Sucht heraus möglich
ist. Ich habe selbst die tiefsten Tiefen erlebt und habe in Ab-
gründe geschaut, die beängstigend waren. Mehr bin ich nicht.

Aber es kamen jeden Tag über mehrere Wochen mehr
und mehr Mails. Meine Geschichte wurde in einigen Medien aufgegriffen. Immer wieder hörte ich, dass ich ein Buch
schreiben solle. Ich belegte sogar ein Online-Schreibsemi-
nar, merkte aber schnell, dass ich die Zeit nicht zu investieren brauchte. Frei reden und erzählen, das konnte ich, aber
meine Gedanken so klar strukturiert aufschreiben, dass es
auch noch lesenswert war, das gelang mir allein nicht.

»Du musst deinen Weg erzählen. Wo du mal warst. Und
wo du jetzt bist«, sagten mir Kollegen. Auch ein befreun-
deter Arzt meinte, dass meine Geschichte Inspiration für
andere sein könne. »Ihre Geschichte macht Mut. Wer Ihnen zuhört, wie Sie es geschafft haben, bekommt womöglich einen entscheidenden Impuls, selbst diesen Mut aufzubringen und gegen eine Sucht anzukämpfen. Tragen Sie Ihre
Geschichte nach außen.«

Jan Steffen, Leiter einer Personalmarketing-Agentur und
einer meiner drei Telefonjoker bei *Wer wird Millionär?*, hatte
mir schon ein paar Jahre zuvor gesagt, ich solle als Keynote-
Speaker auftreten. Er bat mich, dass ich vor Studenten und
Studentinnen für Internationales Tourismusmanagement bei
der »Nacht der Hotellerie« in Bremen referiere.

»Was soll ich denen denn sagen? Ich habe nicht mal Ab-
itur. Ich habe selbst nie studiert. Die lachen mich doch aus,

wenn ich ihnen erkläre, wie Hotellerie funktioniert«, entgegnete ich auf seine Anfrage. Doch er ließ nicht locker.

»Doch, die wollen von Menschen wie dir hören, wie Karriere geht. Du kommst aus der Praxis. Du hast es nach oben geschafft. Du hast bewiesen, was alles möglich ist. Das ist viel wertvoller als irgendwelche theoretischen Bestnoten.« Jan erfand damals, für meinen ersten Speaker-Auftritt, den Hashtag: »Von einer Fünf in Mathe zu Fünf-Sterne-Deluxe.«

Nun saßen wir wieder zusammen und sprachen über all die Anfragen und Anregungen. Wir diskutierten darüber, ob ich häufiger als Speaker auftreten solle oder meine Alkoholgeschichte tatsächlich richtig erzählen und mit meinem Karriereweg verknüpfen solle. Letztlich entwickelten wir eine frische, lebendige, einladende Homepage, denn ich hatte nach all den aufmunternden Worten und nach weiterem großem Zuspruch von Tobias, der ja ein sehr erfolgreicher Buchautor und Speaker ist, beschlossen, all dies zu tun. Meine Geschichte vollständig und in aller Offenheit zu erzählen und Menschen, die das Gespräch mit mir suchen, im Rahmen meiner Möglichkeiten und Qualifikationen zu unterstützen.

Ich verspreche Interessierten letztlich nur, ihnen dabei zu helfen, dass wir uns gemeinsam auf Augenhöhe und mit Respekt ihren persönlichen Herausforderungen stellen.

Ich habe inzwischen verinnerlicht, dass ich glaubwürdig vermitteln kann, dass die Lösung ausschließlich in einem selbst liegt. Dass jeder einzelne die Energie, die Liebe und die Lösung in sich selbst trägt. Und wie man zu ihr findet.

Ich bin nur ein Life-Coach, der mit seinen Klienten gemeinsam versucht, Hürden zu überwinden.

Die Menschen, die sich an mich wenden, glauben mir, weil ich bewiesen habe, dass es geht. Nicht weil ich zigfach zertifiziert bin. Sie wenden sich an mich, weil ich es aus mir heraus geschafft habe. Ich habe gezeigt, dass es geht. Das Leben ist mein Diplom. Ich habe Erfahrungswissen. Ich habe es durchs Tun gelernt. Ich lasse mich auf mein Gegenüber mit meinem Lebenswissen nackt und komplett und unvoreingenommen ein. Bei mir gibt es Augenhöhe. Kein Therapiegeschwätz. Ich packe meinen Klienten nicht in Watte. Bei mir kann man abladen, aber nicht wie bei einem Mülleimer. Denn was sie mir anvertrauen, ist kein Müll. Es sind ihre inneren Ängste, die Dämonen aus ihrer Seele.

Bei mir bekommen Menschen einen geschützten Raum. Sie fühlen sich bei mir aufgehoben. Ich lasse mich auf sie ein. Wenn jemand den Weg zu mir findet und dann sagt, es fühlt sich gut bei mir an, dann werden wir wahrscheinlich erfolgreich arbeiten.

Jeder kann sich an mich wenden, der bereit ist, sich auf sich einzulassen. Wir wissen eigentlich alle, wo unsere dunklen Flecken sind. Wir schauen nur nicht hin. Ich kann mit ihnen zusammen dahin schauen. Nur was wir angucken, auf was wir die Aufmerksamkeit richten, ist heilbar. Ich kann jemand sein, der mit den Klienten gemeinsam hinschaut – und es dann gegebenenfalls auch benennt.

Um das, was wir anschauen und benennen, können wir uns kümmern.

Wir können der Panikattacke zum Beispiel einen Namen geben, sie Paul nennen, sie enttabuisieren. Damit ist sie greifbar wie ein Apfel, den ich in die Hand nehme. Den kann ich riechen, fühlen, schmecken. So kann ich in Erfahrungen hineingehen, nachfragen.

Ich gebe keine Antworten. Ich gebe Impulse, Inspirationen, ich teile Gedanken mit Klienten, immer mit der Maßgabe, dass sie die Antworten in sich finden müssen.

Was von außen kommt, dient immer dazu, die Antwort in sich selbst zu finden.

Dabei wende ich nicht pauschal eine Methode an. Weil das nicht funktionieren würde.

Die Gründe der Klienten und ihre Herausforderungen sind so vielschichtig wie das Universum. Menschen sind Unikate. Daher sind Klienten unterschiedlich. Ich versuche zu fühlen, welcher Weg funktionieren kann. Dafür wende ich das gesammelte Wissen an, aus all meinen Fortbildungen.

Letztlich versuche ich, ein ehrlicher Mentor zu sein, kein theoretischer Schwafler. Ich sage die Wahrheit und spreche aus, was ich denke. Wo die Wahrheit ist, beginnt die Heilung. Sätze, die wehtun, können der Anfang sein, wenn man entsprechend begleitet wird. Mehr kann ich gar nicht bieten. Aber eben auch nicht weniger.

Kapitel 18
In der Fußball-Hölle

Der Wind pfiff mir eiskalt ins Gesicht. Ende Februar waren die Temperaturen an der Nordseeküste noch nahe dem Gefrierpunkt. Trotz Rennradhandschuhen waren meine Finger steif gefroren.

Ich trat immer fester in die Pedale. Jedes Mal, wenn ich ausatmete, bildeten sich kleine Wölkchen. Ich war wie eine Dampflok oder ein Wolkenmacher, dachte ich mir, während ich das Phänomen beobachtete.

Ich fühlte mich gut. Die Oberschenkel und Waden signalisierten mir, dass ich sogar noch etwas intensiver treten könnte. Außer mir waren kaum Menschen in St. Peter-Ording unterwegs, sodass ich keine Rücksicht auf Fußgänger nehmen musste.

Ich war mit meinem Rennrad unterwegs in Richtung Eider-Sperrwerk, diesem Bollwerk aus Beton und Stahl, das das Hinterland vor drohenden Naturgewalten der Nordsee schützt. Ich passierte gerade einen Vogelbeobachtungsturm im Katinger Watt, als mich eine Böe erwischte und vom Rad fegte. Ich stürzte so heftig, dass mein Fahrradhelm zerbrach. Ansonsten passierte mir Gott sei Dank nichts – dachte ich zumindest – außer ein paar Abschürfungen und Prellungen. Darüber hinaus war mein Fahrrad kaputt und konnte auch nicht mehr repariert werden.

Ich schleppte mich zurück in meine Wohnung. Ich hatte trotz meines Jobs in Hamburg die Möglichkeit, in einem kleinen Appartement in St. Peter-Ording unterzukommen, die ich regelmäßig nutzte. St. Peter-Ording war für mich zu einem Ort geworden, der mir Kraft gab, an dem ich mich auch im größten Stress sammeln und erholen konnte. Hier war mein Rückzugsort, mein Lieblingsort. Ich humpelte leicht, ging aber nicht zum Arzt. Doch in der Nacht bekam ich plötzlich unerträgliche Schmerzen im Unterleib, sodass ich ins Krankenhaus fuhr. Ich musste so mit dem Lenker kollidiert sein, dass ich mir einen Leisten- und einen Hodenbruch zugezogen hatte.

Ich wurde operiert, doch ein paar Monate später kamen die Schmerzen zurück. Ein Urologe schloss Hodenkrebs aus. Dafür bekam ich eine Überweisung zum MRT.

Ich war seit meiner Mallorca-Rückflug-Panikattacke nie wieder ins Flugzeug gestiegen. Seit vielen, vielen Jahren nicht mehr. Ich vermeide es einfach, weil ein Flieger mein persönlicher Endgegner ist, bei dem die Wahrscheinlichkeit sehr hoch ist, dass er mich in die Knie zwingt. Die MRT-Röhre kommt an Position zwei in Sachen Bedrohlichkeit.

Dieses Ding ist noch viel enger als der verdammte Gotthard-Tunnel. Trotzdem entschied ich mich, mich der Herausforderung zu stellen und den MRT-Termin wahrzunehmen.

Im Rucksack, den ich vor dem Termin packte, hatte ich eine Flasche Wasser, mein Nothelfer, weil es mir bei aufkommenden Attacken hilft, schluckweise Wasser zu trinken. Auch eine Tüte zum Hineinatmen habe ich stets bei mir, falls ich kurz davorstehe, zu hyperventilieren. Als Drittes trage ich noch ein Notfallfläschchen mit Diazepam mit mir herum.

Doch es nützte nichts. Ich hatte noch keine fünf Minuten im Wartezimmer gesessen, da stieg Hitze in mir auf. Mein Puls begann schneller zu schlagen. Und ich fühlte genau, dass ich davorstand, wie auf dem Weg zu *Wer wird Millionär?* eine Panikattacke zu bekommen. Ich kramte nach dem Wasser und wollte mich auf die Panikattacke vorbereiten, um sie zu ertragen. Doch dieses Mal war die Welle der Angst, die sich aufbaute, in Sekundenbruchteilen so überwältigend, dass ich vom Brett stürzte und dass auch mein Jetski-Fahrer keine Chance hatte, mich zu greifen und zu sichern.

Die Angst vor der Röhre baute sich so groß vor mir auf, dass sie mich vom Stuhl kippen ließ. Als wenn der Lauerer mir mit der Kraft eines Schwergewichtsboxers in den Bauch geschlagen hätte, fiel ich ohnmächtig vorneüber und knallte auf den Boden des Wartezimmers.

Solche Vorfälle passieren kaum noch. Aber sie gehören irgendwie zu meinem Leben dazu. Sie sind viel seltener geworden, sie zwingen mich auch nur noch ganz selten in die Knie. Aber es kann passieren.

Es wird immer Situationen in meinem Leben geben, die eine Herausforderung für mich darstellen. Denen ich mich stellen muss und auch möchte.

So wie zum Beispiel der 27. Mai 2023.

Das war ein herrlicher Samstagnachmittag. Mein BVB stand mit siebzig Punkten an der Tabellenspitze. Vor Bayern, dem nervigen Dauermeister. Seit der Saison 2012/13 war kein anderes Team mehr Deutscher Meister geworden. Doch nun war Edin Terzic mit seinem Team auf dem Weg dorthin, endlich diese ätzende Vormachtstellung der Bayern zu beenden. Wir mussten nur noch gegen Mainz 05 gewinnen. Das Hinspiel hatten wir bei denen mit 2:1 für uns entschieden. Es konnte gar nichts schiefgehen, zumal die Bayern in ihrer Leistung so inkonstant wie lange nicht mehr waren und in Köln ranmussten.

»Heute werden wir es schaffen«, flüsterte ich leise in Richtung Himmel zu Papa und musste an meine letzten Worte an ihn denken.

Ich hatte kein Ticket fürs Stadion. Public Viewing war von der Stadt verboten worden. Trotzdem fuhr ich nach Dortmund und lief wie hunderttausend andere verrückte BVB-Anhänger zum Stadion.

Ich wollte unbedingt dabei sein, an dem Tag, an dem diese schreckliche Fußball-Monotonie endet und wir wieder Deutscher Meister werden.

Ich freute mich so sehr auf den Moment des Abpfiffs, wenn ein paar Hunderttausend Menschen gleichzeitig durchdrehen. Wenn alles laut wird und zu einer schwarz-gelben Jubeltraube verschmilzt.

Menschenmassen von dieser Größenordnung machen mir Angst. Ich kann da nicht völlig frei drinstehen und einfach nur ungezwungen mitfeiern. Je enger es um mich herum wird, desto bedrückender wird es. Desto mehr möchte ich eigentlich flüchten, an einen Platz, an dem ich mehr Weite finde. So wie in St. Peter-Ording. Es wäre mit Sicherheit auch nicht ungefährlich, in diesen Massen plötzlich ohnmächtig zu werden. Wer weiß, ob es jemand um mich herum überhaupt mitbekommen würde.

Aber mein Wunsch, meinen Herzensverein an diesem Tag zu begleiten, war riesig. Ich möchte auch grundsätzlich so frei sein und mich auch trauen, solche Dinge zu erleben.

Es gelang mir auch. Ich habe tatsächlich durchgehalten und ohne besondere Vorkommnisse den Nachmittag überstanden. Das einzige Problem: dass wir es wieder nicht geschafft haben.

Die *Frankfurter Allgemeine Zeitung* fasste die Ereignisse am Ende als die »Geschichte einer Höllenfahrt« zusammen. Im ersten Satz hieß es: »Es ist nur Fußball, aber es fühlt sich an wie eine Beerdigung.«

Nach fünfzehn Minuten lagen wir 0:1 zurück. Nach neunzehn Minuten verschoss Sébastien Haller einen Elfmeter. Nur fünf Minuten später trafen erneut die Mainzer. Wir gaben alles aus der Hand. Wir durften nur noch einmal ganz kurz, als Köln der zwischenzeitliche Ausgleich gegen Bayern gelang, hoffen. Aber natürlich schlug Bayern zurück und klaute uns durch ein Musiala-Tor unseren Titel.

Ich habe noch nie zuvor so viele Männer weinen sehen. Auch ich habe geheult wie ein Schlosshund. Brutaler kann man sportlich nicht enttäuscht werden. »Papa, ich hasse diese Bayern«, sagte ich irgendwann nachts, als ich aus Dortmund zurück nach Hamburg fuhr. »Aber nächste Saison werden wir es packen.«

Epilog

Der Gast an der Rezeption war nicht mehr zu beruhigen. Er schrie nicht nur. Er pöbelte in einem unverschämten Ton. Das sei ihm noch nie passiert. Eine absolute Unverschämtheit, was sich unser Hotel erlaube.

Ich befand mich auf einer einmonatigen Notmission in Potsdam. Unser Hotel, das the niu Amity, hatte einen personellen Engpass zu überbrücken. Fünf Mitarbeiter fielen plötzlich krankheitsbedingt längerfristig aus.

Ich erklärte mich bereit, meinen Job, der ja seit vielen Jahren bereits ein ganz anderer war, zu unterbrechen und vorübergehend einzuspringen und zu helfen.

Es brannte an allen Ecken und Enden lichterloh. Wirklich überall ging es turbulent zu, wobei man den anwesenden Mitarbeitern gar keine Vorwürfe machen konnte. Sie arbeiteten wie verrückt, jeder half, um unerledigte Dinge abzuarbeiten.

Die oberste Priorität hatte die Arbeit am Gast. Bei allem, was mit seinem Wohl zu tun hatte, gab es keine Kompromisse.

Beim Rest mussten wir improvisieren. Irgendwann klingelte mein Telefon. Es war spät, ich lag gerädert nach einem Sechzehn-Stunden-Tag in meinem Zimmer und ruhte mich aus.

»Wir haben ein Problem«, sagte meine Kollegin am Telefon. Den Satz hatte ich seit meiner Ankunft bereits so oft gehört, dass er mir keine Angst mehr machte. Wir haben Hunderte Probleme, dachte ich schmunzelnd, während ich mir meine Schuhe anzog, um nach unten ins Büro zu gehen.

Dort erfuhr ich, dass die Müllabfuhr sich weigerte, unsere Tonnen zu leeren, weil der Abfall nicht wie vorgeschrieben sortiert worden war.

Ich glaubte an einen dummen Scherz. Aber tatsächlich war alles, als Folge unserer Personalknappheit, vermutlich, um keine Zeit zu verlieren, gänzlich unsortiert irgendwie in die jeweils erstbeste Tonne geworfen worden. Frei nach dem Motto: Der Müllraum hat ja nichts mit dem Gast zu tun. Er liegt tief verborgen und weit außerhalb des Sichtbereichs der Gäste im Keller.

Es war chaotisch. Alles war durcheinander. Also lag ich die halbe Nacht auf meinen Knien und sortierte Müll.

Drei Wochen zuvor hatte ich noch bei einer vom Bundesministerium für Wirtschaft und Klimaschutz initiierten Veranstaltung unseren Vizekanzler Dr. Robert Habeck getroffen, um auch mit ihm über eine Vereinfachung von Ausbildung und Arbeit in Deutschland zu diskutieren. Und nun sortierte ich Plastik und Papier auseinander.

»Frechheit! Tun Sie irgendwas«, schrie der Gast weiter, um zu meinem aktuellen Problem zurückzukommen. Der Gast hatte seinen Rucksack verloren, wie er beim Auschecken bemerkte. Wir hatten bereits gemeinsam noch einmal auf seinem Zimmer nachgeschaut, wo er nicht war. Wir waren die Gänge zusammen abgelaufen und hatten in den Fahrstühlen geschaut, ebenfalls ohne Erfolg. Plötzlich beschuldigte uns der Gast, dass einer unserer Mitarbeiter seinen Rucksack gestohlen haben musste. »Ihr habt mich bestohlen. In was für einem Haus bin ich hier nur gelandet«, polterte er.

Als ich ihn fragte, ob es sein könne, dass er den Rucksack in seinem Auto habe, ihn nie rausgenommen hat, pampte er mich an, ob ich ihm Doofheit unterstellen wolle. Ich verneinte und schlug ihm trotzdem vor, ihn mit seinem Gepäck zum Wagen zu begleiten und dort einmal zur Sicherheit nachzusehen. Nur widerwillig stimmte er zu.

»Da ist er doch«, sagte ich, nachdem der Gast seinen Kofferraum geöffnet hatte. »Dann ist doch alles gut und Sie können beruhigt nach Hause fahren.«

Grummelnd stieg er ins Auto und fuhr davon – ohne Entschuldigung für seine falschen Unterstellungen oder zumindest ein Dankeschön für die Hilfe.

Ich möchte meinen Dank auf gar keinen Fall vergessen. Danke ist so ein wichtiges Wort, gerade für uns Menschen in der Dienstleistung. Ein Danke ist für uns wie der Applaus für Sportler. Ein Zeichen von Respekt und Wertschätzung. Aber nun bin ich dran, mich zu bedanken. Und ich habe ganz viel Dankbarkeit in mir, die ich nun freilassen möchte.

Ich möchte meiner Mama danken, dieser Frau mit ihrem gigantisch großen Herz. Die mich mit ihren bald fünfundachtzig Jahren noch daran erinnert, bei Sturm an der Nordsee die Jacke zuzumachen, damit ich mich nicht erkälte. Mama, du kochst den leckersten Möhreneintopf der Welt, und du hast so viel Liebe in mir gepflanzt, die ich endlich auch geben kann.

Danke an meinen verstorbenen Papa. Du hast immer an mich geglaubt, auch in den dunkelsten Stunden. Du hast mich mit aller Kraft gehalten, egal wie sehr ich auch durchs Leben getaumelt bin.

Danke an meine Schwester Nadine, die erst an alle anderen denkt, ehe sie mal an sich denkt. Du bist mein Anker. Egal, was passiert, ich weiß, dass du da bist und mich immer auffängst. Danke auch an deinen Stefan, mit dem ich wenig spreche, aber zu dem ich eine intensive Verbundenheit spüre. Ich sage nur, kleiner Insider: Attümann.

Danke an Amelie, dass du mich früher mit deiner kindlichen Leichtigkeit aufgefangen hast und mich heute einfach nur als Onkel begeisterst. Du wirst deinen Weg gehen. Ich glaube ganz fest an dich.

Danke an Tobias, du Superstar. Du hast stets so viel in mir gesehen, selbst als ich durch mich hindurchgeschaut habe. Du hast mich immer wieder ermutigt, hast mir sanft und fest in den Arsch getreten, wenn ich mal wieder unstetig war.

Danke an Johanna und Philipp, ihr wunderbaren Menschen.

Danke an Erika, dass du meinem Papa so ein wunderschönes Leben bereitet hast.

Danke an Klausi, dass du mich als Stiefpapa nicht erziehen wolltest, sondern auf deine liebevolle Art ganz automatisch eine wichtige Stützte für mich geworden bist.

Danke an Elias und Schrödimann, der leider 2023 verstorben ist. Über euch zwei hätte ich ein eigenes Buch schreiben können. Ihr habt mir einzigartige Momente der Glückseligkeit und Liebe geschenkt.

Danke an Kurt Berndt, Annette Hanss, Joe Pöpping, Abraham Rosenthal, Gregor und Claudia Gerlach, Graf Markus und Gräfin Annabell von Oeynhausen-Sierstorpff. Ihr seid alle entscheidende Wegbegleiter und Mentoren, ohne die ich heute nicht da wäre, wo ich bin.

Danke an Karla Paul, die mich ermutigt hat, dieses Buch zu schreiben, und mir meinen heutigen Literaturagenten Lars Schultze-Kossack vorgestellt hat.

Danke an Michaela Ruis, Susanne Fink und Evelyn Boos-Körner, die an dieses Buch glauben und mich mit ihrer Leidenschaft und Expertise unterstützt und es in den Buchhandel gebracht haben.

Danke an David und Mortesa Etmenan, dass ihr einem Fünfzigjährigen zugetraut habt, beruflich noch mal einen ganz neuen Weg einzuschlagen. Ihr habt maßgeblichen Anteil, dass ich meine Bestimmung gefunden habe und meine Phase des Zweifelns überwinden konnte. Danke auch an eure Schwester Samira, die immer ein offenes Ohr hat.

Danke an Oma Micki, dass du nachts aufgestanden bist, mir Gürkchen aufs Brot gelegt hast und einfach die perfekte Omi warst. Und an Oma Elli, für die ich ewig ein Jüngelchen war.

Danke an Susi, Melanie, Sandra, Nora und Jenny – ihr wisst wofür.

Danke an Familie Laubenstein.

Ich möchte mich bei Patrick Penn und Jan Steffen bedanken. Ihr wisst auch genau, welch wertvollen Beitrag ihr in meinem Leben geleistet habt, den ich hier gar nicht mit wenigen Sätzen würdigen könnte.

Danke an Laura, meine beste Freundin, ohne die ein besonderer Mensch in meinem Leben fehlen würde.

Danke auch an meinen Mathelehrer. Sie waren ein Gossenprediger und haben in mir etwas beschädigt, das ich erst nach vielen, vielen Jahrzehnten reparieren konnte. Ihre Aussage hat mich nie losgelassen. Sie war aber auch ein Antrieb.

Danke an all die Menschen, die an mich geglaubt und mir geholfen haben. An die zahlreichen lieben Pflegerinnen und Pfleger, Therapeutinnen und Therapeuten, Ärztinnen und Ärzte in den Entzugseinrichtungen in Langenfeld und Tannenhof sowie in der Christoph-Dornier-Klinik. Ihr habt wichtige Arbeit geleistet, die die Grundlage war, dass ich es schließlich geschafft habe. Danke an Dr. Ansgar Frieling und Professor Schwantes. Und jeden Einzelnen, den ich jetzt trotz intensiven Nachdenkens vergessen habe.

Ich möchte mich natürlich auch bei allen Lesern bedanken, die sich auf diese Reise eingelassen haben.

Bleibt noch einer, dem ich zu danken habe und dem ich mehr als einen Satz widmen möchte, nämlich dir, lieber Kai. Du hast mit deiner Art, Fragen zu stellen, Dinge in mir ausgelöst, die intensiver waren als viele Therapiesitzungen. Du hast Dinge aus mir herausgeholt, die ich noch niemandem anvertraut habe, weil du mir einen geschützten Rahmen geboten hast, in dem ich mich fallen lassen konnte. Ich habe mich immer gut bei dir aufgehoben gefühlt, bei jedem Gedanken. Du hast mir Ängste genommen und mir Mut gemacht – und schließlich hast du mit den Worten getanzt.

Ach ja, ich danke auch Borussia Dortmund. Der BVB wird immer mein Verein bleiben. Meine echte Liebe. Egal was kommt. Aber bitte: Jetzt werdet endlich mal wieder Deutscher Meister.

Euer Olaf Beck

Sie befinden sich in
einer akuten Notlage?

Bitte nehmen Sie Kontakt mit folgenden Stellen auf:

Soforthilfe bei akuten persönlichen Krisen:
Hier erhalten Sie sofort Hilfe in persönlichen Krisensituationen; Ärztlicher (psychiatrischer) Bereitschaftsdienst: bundesweite Tel.: 116 117. Telefonseelsorge: anonym, kostenlos und rund um die Uhr erreichbar. Die Telefonnummern sind 0 800 / 111 0 111 und 0 800 / 111 0 222

Mehr Informationen finden Sie hier:

https://www.neurologen-und-psychiater-im-netz.org/neurologie/ratgeber-archiv/artikel/akute-psychische-krise-im-zweifelsfall-hilfsangebote-wahrnehmen